实用口腔医学
临床新进展

主编　李树生　关广敏　李大纲　邢晓华

U0271484

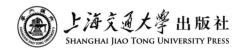

上海交通大学出版社

SHANGHAI JIAO TONG UNIVERSITY PRESS

内容提要

本书以口腔临床实际需求为导向，遵循立足国内与面向国际、专业理论与实践操作技能并重的原则，详细介绍了口腔科常见疾病的临床表现、诊断、治疗等内容，并对牙体、牙列和义齿的修复进行了论述。本书在编写过程中体现学科发展，力争知识更新，既反映了当代口腔科临床医学的发展，同时又兼顾知识面的广度及临床实用性，力争对口腔科临床医师有所帮助。

图书在版编目（CIP）数据

实用口腔医学临床新进展 / 李树生等主编. --上海 ：
上海交通大学出版社，2023.10
　　ISBN 978-7-313-27837-1

Ⅰ．①实… Ⅱ．①李… Ⅲ．①口腔科学 Ⅳ．①R78

中国版本图书馆CIP数据核字（2022）第255034号

实用口腔医学临床新进展
SHIYONG KOUQIANG YIXUE LINCHUANG XINJINZHAN

主　　编：李树生　关广敏　李大纲　邢晓华
出版发行：上海交通大学出版社　　　　　　　地　　址：上海市番禺路951号
邮政编码：200030　　　　　　　　　　　　电　　话：021-64071208
印　　制：广东虎彩云印刷有限公司
开　　本：710mm×1000mm 1/16　　　　　经　　销：全国新华书店
字　　数：227千字　　　　　　　　　　　　印　　张：13
版　　次：2023年10月第1版　　　　　　　　插　　页：2
书　　号：ISBN 978-7-313-27837-1　　　　　印　　次：2023年10月第1次印刷
定　　价：198.00元

编委会 BIANWEIHUI

Foreword 前言

　　口腔是人体的一种多功能的器官,主要包括了与生俱来的吮吸功能、咀嚼功能、帮助消化的功能、感知味觉的功能、语言交流的功能及支撑的功能。口腔疾病不但妨碍口腔行使正常功能,干扰口腔健康,严重的还可影响人的外貌形象和社会交往,甚至导致或加剧某些全身疾病,影响生命质量。近年来,口腔医学的新理论、新技术、新材料、新方法、新器械的不断涌现,使得口腔医学得以迅速发展。但目前我国还普遍存在口腔疾病患病率高、范围广的问题,这就说明需要临床口腔医师熟练地掌握口腔科常见病的诊断知识、治疗方法及对严重口腔疾病的应急处理措施,同时要进一步提高口腔医学执业医师的整体素质,规范各级口腔医疗机构和医务人员的执业行为。因此系统总结近年来口腔医学科学发展的最新成果,成为新形势下提高医疗质量、确保医疗安全、防范医疗风险的必然要求。《实用口腔医学临床新进展》一书在此背景下应运而生。

　　本书以口腔临床实际需求为导向,遵循立足国内与面向国际、专业理论与实践操作技能并重的原则,详细介绍了口腔科常见疾病的临床表现、诊断、治疗等内容,并对牙体、牙列和义齿的修复进行了论述。本书在编写过程中着重突出以下特点:①内容新颖、丰富,重点突出,通俗易懂,层次分明;②理论联系实践,循序渐进指导;③专业衔接紧凑,避免重复脱节;④既体现了内容的科学性,又兼顾了基层临床医师工作实际操作性,重视从症状和体征出发、挖掘知识、提出诊断与处理思路的临床思辨能力和临床严谨科学态度的培养;⑤体现学科发展,力争知识更新。本书既反映了当代口腔科临床医学的发展,同时又兼顾知识面的广度及临床实用性,力争对口腔科临床医师有所帮助。

由于学科发展迅速,时间和篇幅有限,本书一定还存在很多不足之处,恳切希望广大读者在阅读过程中不吝赐教,对我们的工作予以批评指正,以期再版修订时进一步完善,更好地为患者服务。

《实用口腔医学临床新进展》编委会

2022 年 7 月

Contents 目录

第一章　牙体硬组织疾病

第一节　龋　病

龋病是在以细菌为主的多种因素影响下,牙体硬组织发生的慢性进行性破坏的一种疾病。随着龋病的发展,牙体硬组织出现有机物脱矿、无机物崩解,最终导致牙体硬组织的缺损,形成龋洞,其临床特征是牙体硬组织由表及里的色、形、质的改变。本节将对龋病的临床特点、诊断、鉴别诊断和治疗要点进行分别叙述。

一、龋病的临床表现及分类

龋病的临床分类方法多样,其中,依据病变损害程度的分类,简单、易掌握,是最常用的临床分类方法。

(一)按病变损害的程度分类(图 1-1)

1.浅龋

浅龋发生于冠部釉质或根面牙骨质及始发于根部牙本质层的龋损。牙冠的浅龋又分为窝沟龋和平滑面龋,窝沟龋的早期表现为龋损部位色泽变黑,色素沉着区下方为龋白斑,呈白垩色改变。探针检查时有粗糙感或钩挂感。平滑面龋早期一般呈白垩色点或斑,随着时间延长和龋损继续发展,可变为黄褐色或褐色斑点。临床一般无自觉症状,需常规检查才能发现。

2.中龋

龋损进展至牙本质浅层或中层。临床可形成龋洞,牙本质因色素侵入呈黄褐色或深褐色,患者对冷、热、酸、甜刺激可有酸痛或敏感等主观症状。

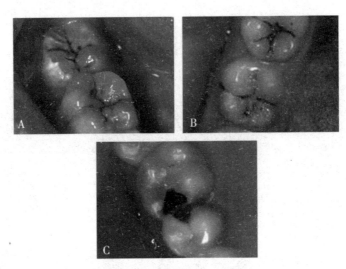

图 1-1　龋病按损害的程度分类
A.浅龋　;B.中龋　;C.深龋

3.深龋

龋损进展至牙本质深层。临床上可见较深的龋洞,易被探查。但位于邻面的深龋洞及有些隐匿性龋洞,外观仅略有色泽改变,洞口很小而病变进展很深,临床检查较难发现。患牙对各种刺激均较敏感,遇冷、热和化学刺激时,产生的疼痛较中龋时更加剧烈。

(二)按病变发展速度分类

1.急性龋(湿性龋)

病变进展较快,数月即可出现牙齿缺损,形成龋洞。临床多见于儿童或青少年,洞内龋坏组织颜色较浅,呈浅黄色,质地较软且湿润,使用挖器易大片去除。由于病变进展速度快,牙髓组织来不及形成修复性牙本质或形成较少,如未得到及时治疗,常易发生牙髓炎症。

2.猖獗龋(猛性龋)

猖獗龋是急性龋的一种特殊类型。起病急骤,进展迅速,表现为短期内多数牙、多个牙面同时患龋。洞内龋坏牙本质很软,几乎不变色,釉质表面有多数弥散性白垩色病变。多见于全身系统疾病、Sjogren 综合征及头颈部肿瘤接受放射治疗的患者,由于唾液腺损害而致唾液分泌量减少,又未注意口腔清洁保健而导致龋的发生。

3.慢性龋(干性龋)

病程进展慢,龋坏组织染色深,呈棕黑或棕褐色,龋坏牙本质较干硬,探针常不能插入。由于进展缓慢,容易形成对牙髓有保护作用的修复性牙本质。成年人及老年人的龋损多属此类型。

4.静止龋

龋病发展过程中,由于病变区周围环境的改变,使隐秘部位变得开放,原有致病条件发生了改变,龋病不再继续发展,损害仍保持原状,这种龋损成为静止龋,也是一种慢性龋。可见于邻牙拔除后的邻面釉质龋,还可见牙齿咬合面龋损,咀嚼作用可能将龋病损害部分磨平,菌斑不易堆积,病变停止,探诊硬而光滑。

二、龋病的诊断

(一)诊断方法

1.问诊

通过对患者的病史和主诉症状的询问,了解个体与龋病发生相关的口腔局部和全身健康状况,有利于辅助诊断和制订诊疗计划。

2.视诊

观察牙面有无黑褐色改变和失去光泽的白垩色斑点,有无龋洞形成。当怀疑有邻面龋时,注意观察邻面边缘嵴区有无釉质下的墨渍变色或有无可见龋洞。视诊应对有无龋损、病变的牙面、部位、涉及的范围程度得出初步印象(图1-2)。

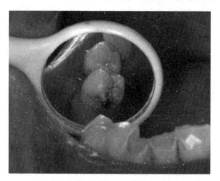

图1-2 口镜辅助检查近中邻面龋

3.探诊

利用尖头探针对龋损部位及可疑部位进行检查。探测牙面有无粗糙、钩挂或插入的感觉。探查洞底或牙颈部的龋洞是否变软、酸痛过敏,有无剧烈探痛。还可探查龋洞部位、深度、大小、有无穿髓孔等。

4.叩诊

龋病本身并不引起牙周组织和根尖周围组织的病变,故叩诊反应阴性。若

3

患龋牙出现叩痛,应考虑出现牙周及根尖周病变。邻面龋、继发龋或潜行性龋等隐匿性龋损不易用视诊和探针查出时,可拍 X 线片进行辅助检查。临床常用根尖片和咬翼片,龋损区在 X 线片上显示透射影像。此外,还可通过 X 线片判断龋洞的深度及其与牙髓腔的关系。

5.X 线检查

见图 1-3。

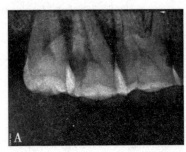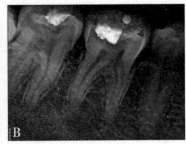

图 1-3　龋病根尖片辅助诊断

A.16、17 近远中邻面龋;B.46 船面继发龋

6.温度刺激试验

主要用冷诊检查,可用冷水刺激检查患牙,以刺激是否迅速引起尖锐疼痛,刺激去除后是否立即消失或存在一段时间来判断病情。温度诊对龋病诊断,特别是深龋很有帮助。

7.牙线检查

早期邻面龋损,探针不易进入,可用牙线自咬合面滑向牙间隙,然后自颈部拉出,检查牙线有无变毛或撕断的情况。如有,提示存在龋病。

8.光纤透照检查

利用光导纤维透照系统对可疑患牙进行诊断,尤其对前牙邻面龋诊断甚为有效,可直接看出龋损部位和病变深度、范围。

9.化学染色

化学染色是使用染料对可疑龋坏组织染色,通过观察正常组织与病变组织不同的着色诊断龋坏,临床常用 1% 的碱性品红染色。

(二)诊断标准

临床上最常使用的诊断标准一般按病变程度分类进行。

1.浅龋

浅龋位于牙冠部,为釉质龋,又分为窝沟龋和平滑面龋。若发生于牙颈部,则为牙骨质龋。患者一般无主观症状。釉质平滑面龋一般呈白垩色或黄褐色斑点,探诊时有粗糙感。窝沟龋龋损部位色泽变黑,探诊有钩挂感。邻面的平滑面龋早期不易察觉,应用探针或牙线仔细检查,X线片可作出早期辅助诊断,可看到釉质边缘锐利影像丧失,釉质层出现局部透射影像(图1-4A)。

2.中龋

患者对冷热酸甜,尤其酸甜刺激时有一过性敏感症状,刺激去除后症状立即消失。可见龋洞。窝沟处龋洞口小底大,洞内牙本质软化,呈黄褐或深褐色,探诊可轻度敏感。邻面中龋可于𬌗面边缘嵴相应部位见到三角形黑晕,X线片可见釉质和牙本质浅层的透射影像(图1-4B)。

3.深龋

患者有明显的冷热酸甜刺激症状和食物嵌入引起的一过性疼痛,但无自发痛。临床上可见深大的龋洞,窝沟处的深龋洞口开放,易被探查。邻面的深龋洞及有些隐匿性龋洞,外观仅略有色泽改变,洞口小而病变进展很深,临床检查较难发现,应结合患者主观症状,仔细探查。X线片可辅助判断龋损范围和与髓腔的距离,易于确诊(图1-4C)。

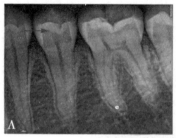
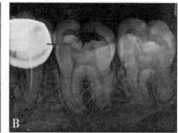
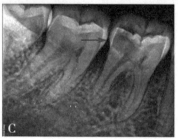

图1-4 不同程度龋损的X线影像

A.浅龋;B.中龋;C.深龋

(三)鉴别诊断

1.浅、中龋与釉质发育异常性疾病的鉴别

(1)釉质矿化不全:表现为白垩状损害,表面光洁,白垩状损害可出现在牙面任何部位,而浅龋有一定的好发部位。

(2)釉质发育不全:是牙发育过程中,成釉器的某一部分受到损害所致,可造成釉质表面不同程度的实质性缺陷,甚至牙冠缺损。釉质发育不全时也有白垩色或黄褐色斑块的改变,但探诊时损害局部硬而光滑,病变呈对称性,这些特征均有别于浅龋。

(3)氟牙症:又称斑釉牙、氟斑牙。受损牙面呈白垩色至深褐色横纹或斑块,也可合并釉质凹陷状缺损。患牙为对称性分布,地区流行情况是与浅龋鉴别的重要参考因素。

2.深龋的鉴别诊断

(1)可复性牙髓炎:患牙常有深龋、牙隐裂等接近髓腔的牙体硬组织病损、深的牙周袋或咬合创伤。遇冷热酸甜刺激时,患牙出现一过性疼痛反应,尤其是冷刺激更为敏感。无叩痛,没有自发性疼痛。与深龋难以鉴别时,可先按可复性牙髓炎进行安抚治疗。

(2)慢性闭锁性牙髓炎:患者可有长期冷热刺激痛史和自发痛史。冷热温度刺激引起的疼痛反应程度重,持续时间较长。常有叩诊不适或轻度叩痛。根尖片有时可见根尖部牙周膜间隙轻度增宽。

三、龋病的治疗

龋病的治疗目的是终止病变发展,保护牙髓,恢复牙齿形态和功能,维持与邻近软硬组织的正常生理解剖关系。龋病的治疗原则是针对龋损的不同程度,采用不同的治疗方法。龋病的治疗包括非手术治疗和修复治疗。其中,非手术治疗是针对牙齿早期龋的一种保守疗法,包括药物治疗、再矿化治疗等;修复治疗包括直接修复技术(银汞合金充填术、树脂充填术等)和间接修复技术(嵌体、瓷贴面、全冠等)。

(一)非手术治疗

非手术治疗是采用药物或再矿化等技术终止或消除龋病的治疗方法。

1.药物治疗

(1)适应证:①恒牙平滑面早期釉质龋,尚未形成龋洞者;②致龋环境已消失的静止龋;③接近替换期的乳前牙邻面浅龋及乳磨牙𬌗面广泛性浅龋。

(2)治疗方法。①常用的氟化物:有75%氟化钠甘油糊剂、8%氟化亚锡溶液、酸性磷酸氟化钠(APF)溶液、含氟凝胶及含氟涂料等。氟化物对软组织无腐蚀性,不使牙变色,安全有效,前后牙均可使用。②治疗方法:用橡皮杯等清除牙面的菌斑和牙石,隔湿,干燥患区牙面;用浸有氟化物的小棉球或者小毛刷反复涂擦患处 1～2 分钟,如用含氟涂料则不必反复涂擦;根据患龋病情和效果可连续多次涂擦。③治疗要点:专业氟化物浓度较高,不可让患者吞食。治疗后半小时内避免进食或漱口。

2.再矿化治疗

(1)适应证:①光滑面早期龋,白垩斑或褐斑;②龋易感者可作预防用;③急性龋、猖獗龋充填修复治疗时的辅助药物。

(2)治疗方法。①局部应用:适用于个别牙齿的再矿化。先清洁牙面,隔湿,干燥牙面;再将浸有再矿化液的棉球或棉片湿敷于患处,每次放置 15 分钟,每天 1 次,连续 15～20 次为 1 个疗程,可连续做 2～3 个疗程,各疗程间隔 1 周。②含漱:适用于全口多个牙齿再矿化的家庭治疗。正规细致刷牙后,用再矿化液含漱,每次 3～5 分钟,每天 3 次。再矿化液含漱建议在餐后进行,漱后 2 小时内不要进食。

(二)直接修复技术

1.银汞合金充填术

(1)适应证:①Ⅰ、Ⅱ类窝洞的充填;②后牙Ⅴ类洞,特别是可摘义齿的基牙修复;③对美观要求不高患者的尖牙远中邻面洞,龋损未累及唇面,偶尔也用于下前牙邻面洞;④大面积龋损时配合附加固位钉的修复或冠修复前的牙体充填。

(2)操作流程(图 1-5)。

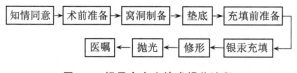

图 1-5 银汞合金充填术操作流程

(3)操作步骤:①银汞合金预成胶囊及充填器械;②Ⅱ类洞形制备;③放置成形片、成形夹及楔子;④输送银汞合金;⑤龈壁充填后;⑥少量、分次加压充填;⑦充填完成后;⑧用雕刻器对银汞合金刻形、抛光;⑨24 小时后橡皮轮抛光;⑩充填后𬌗面观。

(4)治疗要点:①应采用无痛治疗技术,术区的清洁与隔离推荐使用橡皮障。②遵循窝洞制备原则,根据窝洞形状设计和修整窝洞外形及边缘,制备抗力形和固位形。因银汞合金边缘韧性较差,脆性大,洞面角应制备为 90°,使银汞合金充填体和牙体组织获得最大强度。③中等深度的窝洞(洞底距髓腔的牙本质厚度

>1 mm),可采用聚羧酸锌黏固剂或玻璃离子黏固剂单层垫底;近髓深洞,应用氢氧化钙黏固剂覆盖近髓洞底,再用聚羧酸锌、磷酸锌或玻璃离子黏固剂,双层垫底至标准深度。④银汞合金充填前应调磨对殆牙或邻牙异常高陡的牙尖斜面或边缘嵴,对双面洞和复杂洞应放置成形片和楔子。⑤遵循少量、多次的充填原则,少量、分次输送银汞合金,每次厚度不超过1 mm;复面洞应先充填邻面,先用小头充填器将点、线、角及倒凹、固位沟处压紧,后用大头充填器逐层填压至略超填。⑥充填后20分钟内采用雕刻器对银汞合金刻形,恢复牙的功能外形、边缘嵴、邻面正常突度和邻接关系等;同时应调整咬合,使充填体与对殆牙恢复正常的咬合关系,嘱咐患者勿用患侧咀嚼,24小时后进行打磨抛光。

2.复合树脂充填术

(1)适应证:复合树脂可用于临床上大部分的牙体缺损修复,其广义的适应证包括:①Ⅰ~Ⅵ类窝洞的修复;②冠底部和桩核的构建;③窝沟封闭或预防性修复;④美容性修复,如贴面、牙外形修整、牙间隙封闭;⑤黏接间接修复体和暂时性修复体。

(2)操作流程(图1-6)。

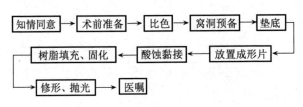

图1-6 复合树脂充填术操作流程

(3)操作步骤:①Ⅱ类洞形制备;②比色;③涂布自酸蚀黏接剂;④气枪轻吹;⑤光固化;⑥放置成形片及楔子⑦流动树脂充填龈壁;⑧光固化;⑨殆面充填;⑩充填完成后;⑪调殆;⑫抛光;⑬邻面抛光;⑭充填后殆面观。

(4)治疗要点:①比色应在自然光下进行,不要长时间凝视牙或比色板,避免产生视觉疲劳,比色时先确定色系,再确定牙的彩度和明度。②预备洞缘,除根面窝洞的洞缘角为90°外,其他部位的釉质洞缘应>90°,预备釉质斜面,增加树脂黏接力,窝洞深度根据病损深度而定,不需统一。③通常不需衬底,如果牙体预备后近髓或牙髓暴露,则需要使用氢氧化钙盖髓剂间接或直接盖髓,然后用玻璃离子黏固剂封闭盖髓区,防止随后的酸蚀剂对氢氧化钙的溶解作用。④一次酸蚀黏接法适用于只涉及釉质或釉质面积较大的修复,如前牙Ⅳ类洞、贴面修复等;二次酸蚀黏接法适用于同时涉及釉质和牙本质的窝洞。⑤充填原则是控制厚度,分层充填。第一层树脂的厚度应在 1 mm 内,以后每层树脂的厚度不要超过 2 mm。在充填技术中,整块填充适用于深度＜2 mm 的浅窝洞,水平逐层充填适用于前牙唇面充填和后牙窝洞髓壁的首层充填,斜向逐层填充技术产生的聚合收缩最小,是后牙窝洞充填的首选技术。

第二节　牙发育性疾病

一、牙发育异常和结构异常

(一)釉质发育不全

釉质发育不全指在牙发育期间,由于全身疾病、营养障碍或严重的乳牙根尖周感染导致釉质结构异常。根据性质不同分为两类。①釉质发育不全:因釉质基质形成障碍所致,临床上常有实质缺损;②釉质矿化不全:基质形成正常而矿化不良所致,临床上一般无实质缺损。两者可单独发病,也可同时存在。

1.临床表现

根据釉质发育不全的程度可将其分为轻症和重症(图 1-7)。

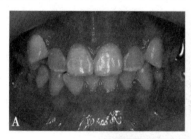
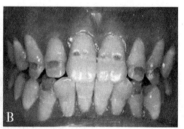
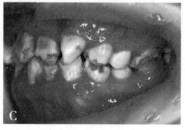

图 1-7　釉质发育不全

A.轻症;B.带状(横沟状)缺陷;C.窝状缺陷

（1）轻症：釉质形态基本完整，仅有色泽和透明度的改变，形成白垩状釉质，这是由于矿化不良、折光率改变而形成的，一般无自觉症状。

（2）重症：牙面有实质性缺损，即在釉质表面出现带状或窝状的棕色凹陷。①带状（横沟状）缺陷：在同一时期釉质形成全面遭受障碍时，可在牙面上形成带状缺陷。带的宽窄可反映障碍时间的长短，如果障碍反复发生，就会有数条并列的带状凹陷的出现。②窝状缺陷：由于成釉细胞成组地破坏，而其邻近的细胞却继续生存并形成釉质所致。严重者牙面呈蜂窝状。

另外还有前牙切缘变薄，后牙牙尖缺损或消失。由于致病因素出现在牙发育期才会导致釉质发育不全，故受累牙往往呈对称性。

2.防治原则

釉质发育不全是牙在颌骨内发育矿化期间所留下的缺陷，而在萌出以后被发现，并非牙萌出后机体健康状况的反映。所以对这类患牙再补充维生素 D 和矿物质是毫无意义的。由于这类牙发育矿化较差，往往容易磨耗。患龋后发展较快，应进行防龋处理。牙齿发生着色、缺陷的可通过复合树脂充填修复、树脂贴面、烤瓷贴面、烤瓷冠修复等方法进行治疗。

（二）遗传性乳光牙本质

遗传性乳光牙本质因具有遗传性，牙外观有一种特殊的半透明乳光色而得名。

1.临床表现

牙冠呈微黄色半透明，光照下呈乳光。釉质易从牙本质表面分离脱落使牙本质暴露，从而发生严重的咀嚼磨损。在乳牙列，全部牙冠可被磨损至龈缘，造成咀嚼、美观和语言等功能障碍。严重磨损导致低位咬合时，还可继发颞下颌关节功能紊乱等疾病。X 线片可见牙根短。牙萌出后不久，髓室和根管完全闭锁。

2.治疗原则

由于乳牙列常有严重咀嚼磨损，故需用覆盖𬌗面和切缘的𬌗垫预防和处理。在恒牙列，为防止过度的磨损，可用烤瓷冠，也可用𬌗垫修复。

（三）先天性梅毒牙

先天性梅毒牙包括半月形切牙、桑葚状磨牙和蕾状磨牙。梅毒牙多见于恒牙列，乳牙极少受累。10%～30%的先天性梅毒患者有牙的表征。

1.临床表现

（1）半月形切牙：亦称哈钦森牙。这种切牙的切缘比牙颈部狭窄，切缘中央有半月形缺陷,切牙之间有较大空隙。

(2)桑葚状磨牙:牙尖皱缩,表面粗糙,釉质呈多个不规则的小结节和坑窝凹陷,散在于近𬌗面处,故有桑葚状磨牙之称。

(3)蕾状磨牙:牙尖处横径缩窄,𬌗面收缩,颈部为全牙横径最大处,虽不似桑葚状,但牙尖向中央凑拢,致使𬌗面收缩如花蕾,因而得名。

2.防治原则

在妊娠早期治疗梅毒,是预防先天性梅毒的有效方法。若在妊娠后4个月内用抗生素行抗梅毒治疗,95%的婴儿可免得先天性梅毒,这样也可防止梅毒牙的发生。对梅毒牙可用修复学方法或光固化复合树脂修复。

二、牙形态异常

(一)过小牙、过大牙、锥形牙

1.临床表现

牙的大小若与骨骼和面部的比例失去协调,则有过大或过小之感。个别牙若偏离解剖上正常值的范围,且与牙列中其他牙明显不相称时,称为过小牙或过大牙。过小牙多见于上颌侧切牙、第三磨牙和额外牙(图1-8)。如为圆锥形时则称锥形牙,即牙的切端比颈部狭窄(图1-9)。

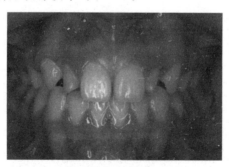

图1-8 过小牙

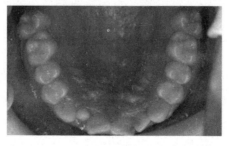

图1-9 锥形牙

2.防治要点

前牙区的过小牙常影响美观,如有足够长度的牙根,可用复合树脂或冠修复,以改善美观。过大牙冠而牙根小者,导致菌斑的积聚和牙周病的发生,加上又有碍美观,可考虑拔牙后修复。

(二)融合牙、双生牙、结合牙

1.临床表现

(1)融合牙:常由两个正常牙胚融合而成。在牙发育期,可以是完全融合,也可以是不完全融合。牙本质总是相连通的。无论是乳牙或恒牙均可发生融合牙,最常见于下颌乳切牙。此外,正常牙与额外牙有时也可发生融合(图1-10)。

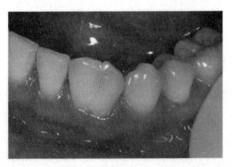

图1-10 融合牙

(2)双生牙:是由一个内向的凹陷将一个牙胚不完全分开而形成的。通常双生牙为完全或不完全分开的牙冠,有一个共同的牙根和根管(图1-11)。双生牙在乳牙列与恒牙列皆可发生。双生乳牙常伴有其继承恒牙的先天性缺失。

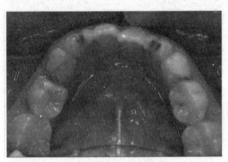

图1-11 双生牙

(3)结合牙:为两个牙的牙根发育完全以后发生粘连的牙。在这种情况下,牙借助增生的牙骨质结合在一起。结合牙偶见于上颌第二磨牙和第三磨牙区,这种牙形成时间较晚,而且牙本质是各自分开的,所以结合牙容易与融合牙或双生牙相区别。

2.防治要点

乳牙列的融合牙或双生牙,有时可延缓牙根的生理性吸收,从而阻碍其继承牙的萌出。因此,若已确定有继承恒牙,应定期观察,及时拔除。发生在上颌前牙区的恒牙双生牙或融合牙,由于牙大且在联合处有深沟,因此,对美观有影响。对这种病例应用复合树脂处理,一则可改善美观,再则可消除菌斑滞留区。

(三)畸形中央尖

畸形中央尖多见于下颌前磨牙,尤以第二前磨牙最多见,偶见于上颌前磨牙。常为对称性发生。一般均位于𬌗面中央窝处,呈圆锥形突起,故称中央尖(图1-12)。此外,该尖也可出现在颊嵴、舌嵴、近中窝和远中窝。形态可为圆锥形、圆柱形或半球形等,高度1~3 mm。半数的中央尖有髓角伸入。

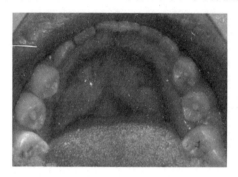

图 1-12 畸形中央尖

1.临床表现

中央尖折断或被磨损后,临床上表现为圆形或椭圆形黑环,中央有浅黄色或褐色的牙本质轴,在轴中央有时可见到黑色小点,即为髓角。圆锥形中央尖,萌出后不久与对𬌗牙接触,即遭折断,使牙髓感染坏死,影响根尖的继续发育,这种终止发育的根尖呈喇叭形。但也有一些中央尖逐渐被磨损,修复性牙本质逐渐形成,或属无髓角伸入型,这类牙有正常的活力,牙根可继续发育。因此,发现畸形中央尖时,应根据不同情况,给予及时相应的处理。

2.治疗要点

(1)对圆钝而无妨碍的中央尖可进行观察,而不做处理。

(2)尖而长的中央尖容易折断或被磨损而露髓,牙刚萌出时可在麻醉和严格的消毒下一次磨除,然后制备洞形,按常规进行盖髓治疗。另一种方法是在适当调整对𬌗牙的同时,多次少量调磨中央尖,避免其折断或过度磨损,利于髓角部

13

形成足够的修复性牙本质而免于露髓。

(3)已发生牙髓或根尖周病变时,须行牙髓治疗;年轻恒牙,应先采用根尖诱导形成术,待牙根发育完成后,再行完善的根管治疗。

(四)牙内陷

牙内陷为牙发育时期,成釉器过度卷叠或局部过度增殖,深入到牙乳头中所致。牙萌出后,在牙面可出现一囊状深陷的窝洞。常见于上颌侧切牙,偶发于上颌中切牙或尖牙。根据牙内陷的深浅程度及其形态变异,临床上可分为畸形舌侧窝、畸形根面沟、畸形舌侧尖和牙中牙。

1.临床表现

(1)畸形舌侧窝:是牙内陷最轻的一种。由于舌侧窝呈囊状深陷,容易滞留食物残渣,利于细菌滋生,再加上囊底存在发育上的缺陷,常引起牙髓的感染、坏死及根尖周病变。

(2)畸形根面沟:可与畸形舌侧窝同时出现。为一条纵形裂沟,向舌侧越过舌隆突,并向根方延伸,严重者可达根尖部,甚至有时将根一分为二,形成一个额外根。畸形根面沟尚未引起病变时,一般很难被诊断。有时在X线片上显示线样透射影,易被误认为副根管或双根管。畸形根面沟使龈沟底封闭不良,上皮在该处呈病理性附着,并形成骨下袋,成为细菌、毒素入侵的途径,易导致牙周组织的破坏。

(3)畸形舌侧尖:除舌侧窝内陷外,舌隆突呈圆锥形突起,有时突起成一牙尖。牙髓组织亦随之进入舌侧尖内,形成纤细髓角,易遭磨损而引起牙髓及根尖周组织病变。

(4)牙中牙:是牙内陷最严重的一种。牙呈圆锥状,且较其固有形态稍大,X线片示其深入凹陷部好似包含在牙中的一个小牙,其实陷入部分的中央不是牙髓,而是含有残余成釉器的空腔。

2.治疗要点

(1)对牙内陷的治疗,应视其牙髓是否遭受感染而定。早期应按深龋处理,将空腔内软化组织去净,形成洞形,行间接盖髓术。若去腐质时露髓,应将内陷处钻开,然后根据牙髓状态和牙根发育情况,选择进一步处理的方法。若牙外形也有异常,在进行上述治疗后酌情进行冠修复,以恢复牙齿原来的形态和美观。

(2)对畸形根面沟的治疗,应根据沟的深浅、长短及对牙髓牙周波及的情况,采取相应的措施:①如牙髓活力正常,但腭侧有牙周袋者,先做翻瓣术,暴露牙患侧根面,沟浅可磨除,修整外形;沟深制备固位形,常规玻璃离子黏固剂或复合树脂黏接修复,生理盐水清洗创面,缝合,上牙周塞治剂,7天后拆线。②如牙髓无活力伴腭侧牙周袋者,可在根管治疗术后,即刻进行翻瓣术兼裂沟的处理。③若裂沟已达根尖部,由于相互交通造成了牙周组织广泛破坏,则预后不佳,应予拔除。

三、牙数目异常

牙数目异常主要是指额外牙和先天性缺牙。正常牙数之外多生的是额外牙,而根本未曾发生的牙是先天性缺牙。

(一)额外牙

额外牙可发生在颌骨任何部位,但最多见的是"正中牙",位于上颌两中切牙之间,常为单个,但也可成对。"正中牙"体积小,牙冠呈圆锥形,根短。上颌第四磨牙也较常见,位于第三磨牙远中侧。此外,额外牙还可在下颌前磨牙或上颌侧切牙区出现。额外牙可萌出或阻生于颌骨内,如有阻生,常影响邻牙位置,甚至阻碍其正常萌出,亦可导致牙列拥挤,成为牙周病和龋病的发病因素。乳牙的额外牙少见。

(二)先天性缺牙

先天性缺牙又可分为个别缺牙、多数缺牙和全部缺牙3种情况。个别缺牙多见于恒牙列,且多为对称性,最多见者为缺少第三磨牙。其次为上颌侧切牙或下颌第二前磨牙缺失。缺失牙也可为非对称性,在下颌切牙区内缺少个别牙。个别缺失牙的原因尚不清楚,但一般认为有家族遗传倾向。

缺牙数目少不影响功能美观可不处理。额外牙已萌出或者影响恒牙牙胚萌出的埋伏牙应拔除。额外牙埋伏在颌骨内,不产生任何病理变化时,不处理。多数牙缺失时,可做义齿修复,恢复咀嚼功能。

四、牙萌出异常

(一)早萌

萌出过早,多见于下颌乳切牙。在出生时,或出生后不久即萌出,如系正常乳牙,因牙胚距口腔黏膜过近所致,也可能为额外牙。早萌的牙根常发育不全,甚至无牙根,因而附着松弛,常自行脱落,亦可尽早拔除。

个别恒牙早萌,多系乳牙早脱所致。多数或全部恒牙早萌极为罕见。在脑垂体、甲状腺及生殖腺功能亢进的患者,可出现恒牙过早萌出。

(二)萌出过迟、异位和萌出困难

全口牙迟萌多为系统病或遗传因素的影响,个别乳牙迟萌可能与外伤或感染有关。一般乳牙很少有异位或萌出困难。恒牙萌出困难,常见于上颌切牙,因乳切牙过早脱落,长期用牙龈咀嚼,使局部黏膜角化增强,龈质地坚韧肥厚所致,必要时需切去部分龈组织,露出切缘以利萌出。恒牙迟萌或异位,往往因乳牙滞留,占据恒牙位置或乳牙过早脱落,造成邻牙移位,以致间隙不够。

第三节　着　色　牙

着色牙是口腔中常见的疾病,各个年龄组人群均可发生,既可以发生在乳牙,也可以发生在恒牙。根据病因的不同,又可以分为内源性着色牙和外源性着色牙两大类。内源性着色牙指的是由于受到疾病或药物的影响,牙内部结构包括釉质、牙本质等均发生着色,常伴有牙发育的异常,活髓牙和无髓牙均可以受累。外源性着色牙主要指由于药物、食物、饮料(如茶叶、咖啡、巧克力等)中的色素沉积在牙表面引起牙着色,牙内部组织结构完好,只影响牙的美观,不影响牙的功能。

外源性着色主要表现为在牙的表面,如牙颈部、牙近远中邻面、下颌牙舌面和上颌牙腭面有条状、线状或者块状的色素沉着。根据着色原因不同,可有多种色素沉着,严重者覆盖整个牙面,极大地影响美观(图 1-13A)。需经过多次反复清洁才能去除。

由于许多内源性着色均发生在牙萌出前牙冠形成时期,因此通常为多个牙同时受累,且常伴有牙结构的发育缺陷(图 1-13B)。内源性着色牙的治疗方法主要包括:树脂修复、牙漂白、烤瓷冠或全瓷冠修复等,可根据牙着色的程度不同而选择不同的治疗方法。

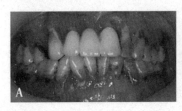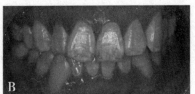

图 1-13　着色牙

A.外源性着色;B.内源性着色

一、氟牙症

氟牙症又称氟斑牙或斑釉牙,具有地区性分布特点,我国氟牙症流行区很多。氟牙症为慢性氟中毒早期最常见且突出的症状。氟中毒除了影响牙齿外,严重者同时患氟骨症,应引起高度重视。

(一)临床表现

(1)氟牙症临床表现的特点是在同一时期萌出牙的釉质上有白垩色到褐色的斑块,严重者还并发釉质的实质缺损。临床上常按其程度分为白垩型(轻度)、着色型(中度)和缺损型(重度)3种类型。①白垩型:牙面失去光泽,出现不透明斑块。②着色型:牙面出现黄色、黄褐色或棕褐色。③缺损型:除以上改变外,牙面出现浅窝或凹坑状缺损或因磨损使牙失去正常外形。

(2)多见于恒牙,发生在乳牙者甚少,程度亦较轻。这是由于乳牙的发育分别在胚胎期和婴儿期,而胎盘对氟有一定的屏障作用。但如氟摄入量过多,超过胎盘筛除功能的限度时,也能不规则地表现在乳牙上。

(3)对摩擦的耐受性差,但对酸蚀的抵抗力强。

(4)严重的慢性氟中毒患者,可有骨骼的增殖性变化,骨膜、韧带等均可钙化,从而产生腰、腿和全身关节症状。急性中毒症状为恶心、呕吐、腹泻等。

(二)防治原则

最理想的预防方法是选择新的含氟量适宜的水源。对已形成的氟牙症可用磨除、酸蚀涂层法、复合树脂修复和烤瓷冠或全瓷冠修复等方法处理。

(三)治疗方法

1.磨除、酸蚀涂层法

用于釉质染色牙面(图1-14)。

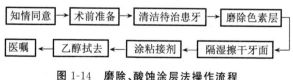

图1-14 磨除、酸蚀涂层法操作流程

2.复合树脂修复法

用于釉质缺损牙面(图1-15)。

二、四环素牙

牙齿发育矿化期间服用了四环素族药物,使牙齿的颜色和结构发生改变的疾病称为四环素牙。

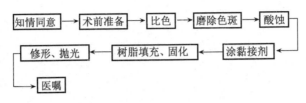

图 1-15 复合树脂修复法操作流程

(一)临床表现

根据四环素牙的形成阶段、着色程度和范围,可将其分为以下 4 个阶段。

1.第一阶段(轻度四环素着色)

整个牙面呈现黄色或灰色,且分布均匀,没有带状着色。

2.第二阶段(中度四环素着色)

牙着色的颜色由棕黄色至黑灰色。

3.第三阶段(重度四环素着色)

牙表面可见到明显的带状着色,颜色呈黄灰色或黑色。

4.第四阶段(极重度四环素着色)

牙表面着色深,严重者可呈灰褐色,任何漂白治疗均无效。

(二)防治原则

为防止四环素牙的发生,妊娠和哺乳的妇女及 8 岁以下的儿童不宜使用四环素类药物。着色牙可通过光固化复合树脂修复、烤瓷冠修复或漂白等方法进行治疗。

(三)治疗方法

诊室漂白术使用的药物大多为强氧化剂,如 30% 过氧化氢、10%~15% 过氧化尿素等药物,置于牙冠表面进行漂白。在放置药物的同时还可辅助加用激光照射、红外线照射、冷光源照射等方法增加脱色效果。

1.适应证

适用于无实质缺损的氟斑牙,轻、中度四环素牙,外染色牙和其他原因引起的轻、中度变色牙,而且主要适用于活髓牙。

2.方法步骤

(1)清洁牙面:超声洁牙,不含氟漂白粉清洗牙面,冲洗后隔湿。

(2)保护牙龈:35% 磷酸均匀涂擦用凡士林涂布牙龈及附近的软组织,上橡皮障。

（3）提供过氧化氢：在牙表面放置含过氧化氢漂白液的纱布或凝胶。

（4）加热：使用漂白灯或激光、红外线等加热装置照射。

（5）结束：检查是否有早接触，冲洗牙面，移去橡皮障，擦去凡士林。

（6）注意事项：目前采用的过氧化氢辅助冷光源照射治疗方法，每次时间为8～12分钟，一般2次即可。

第四节　牙本质敏感症

一、楔状缺损

楔状缺损是发生在牙齿唇、颊面颈部的慢性硬组织缺损。

（一）临床表现

楔状缺损往往发生在同一患者的多颗牙。一般上颌牙重于下颌牙，口角附近的牙多于其他区域的牙。一般可分为浅、中、深3种程度。

1.浅

损害局限在釉质或牙骨质内，可有轻度的敏感症状，检查发现缺损很浅甚至没有。在此阶段就诊者很少。

2.中

损害深度在牙本质中层或深层。遇到冷热酸甜等刺激时会有明显的不适或激发痛。临床检查可见典型的表现：缺损大致由两个斜面组成，口大底小，缺损处质地坚硬，表面光滑，边缘整齐，无染色或轻度染色。

3.深

可导致牙髓腔暴露甚至牙齿的横向折断。这个阶段会出现牙髓、根尖周病的相应症状。

（二）防治要点

1.预防

消除高耸的牙尖、锐利的边缘，必要时通过正畸、修复等方法恢复咬合关系。正确地选用牙膏牙刷，采用正确的刷牙手法。避免大量摄取酸性饮食。戒除不良习惯,避免咬异物、硬物等不良习惯。

2.治疗

缺损不深、症状不明显者可以不做处理。有过敏症状可做脱敏治疗。缺损较深者可行充填修复。缺损达到牙髓腔,有牙髓感染或根尖周病时,应做相应的治疗。已经或几乎导致牙齿横折者,可在根管治疗术完成后,做桩核冠修复。

二、牙隐裂

牙隐裂是指发生在牙冠表面的细小、不易发现的、非生理性的细小裂纹。牙隐裂具有隐匿性,诊断难。即便确诊并做了治疗,疗效也很难保证。

(一)临床表现

(1)牙隐裂好发于后牙的咬合面,隐裂多起自磨牙和前磨牙咬合面的窝沟,以上颌第一磨牙最常见,中老年患者高发。隐裂患牙常见明显的磨损和高陡的牙尖,与对殆牙咬合紧密。

(2)牙隐裂初期可表现为牙本质过敏,随着裂纹的加深,可出现激发痛、自发痛及咬合痛。

(3)患者常见主诉为较长时间的咀嚼不适或咬合痛,病史较长,咬在某一特殊部位引起剧烈疼痛是该病的典型症状。

(4)要特别注意发育沟是否延长,上颌磨牙的隐裂线常与殆面近中舌沟重叠;下颌磨牙和前磨牙的隐裂线常与殆面近、远中发育沟重叠,并越过边缘嵴到达邻面或与面颊舌沟重叠。

(5)隐裂患牙X线片可见到某部位的牙周膜间隙增宽,相应的硬骨板增宽或牙槽骨出现透射区,也可以无任何表现。

(二)防治要点

(1)消除创伤殆,高陡的牙尖、锐利的边缘嵴是长期的不均匀磨损所致。

(2)平衡咬合力,防治个别牙齿负担过重而发生隐裂。

(3)裂纹未及髓腔,无牙髓炎症状时行复合树脂充填治疗。

(4)有牙髓炎、根尖炎症状时行根管治疗,根管治疗的同时应做钢丝结扎或正畸带环保护,防止牙髓治疗过程中牙冠劈裂,术后全冠修复。

(5)患牙因隐裂而劈裂,行截根术、半切术或拔除。

三、牙本质敏感症

牙本质敏感症是指牙齿受到生理范围内的刺激,包括机械、化学、温度、渗透压等时出现的短暂、尖锐的疼痛或不适的现象。症状特点是随着刺激的来临和离去而迅速出现和消失。一般会累及几颗牙,甚至全口牙。牙本质敏感症是一种症状,而不是一种独立的疾病。

(一)诊断要点

1.症状

酸、甜、冷、热等化学和温度刺激可导致酸痛,刷牙、吃硬性食物等机械刺激可导致更为明显的酸痛。

2.检测

(1)探诊:用探针的尖端轻轻划过牙齿的可疑部位,根据患者的主观反应将敏感程度分为4级:0°、1°、2°、3°,分别表示为:无不适、轻微不适、中度痛和重度痛。

(2)温度试验。①空气法:三用枪向待测牙吹气,此方法最为简便,但不够精确。②仪器法:通过仪器对牙齿的温度耐受性进行检测。

(二)防治原则

(1)有牙本质暴露者,用药物脱敏、激光及充填修复等方法进行处理。
(2)治疗相关疾病包括牙周组织病、咬合创伤等。
(3)避免医源性破坏牙体硬组织。
(4)注意全身状态的调整。

(三)治疗要点

牙本质暴露的程度不重,可采用保守的脱敏治疗。目前临床常用树脂类脱敏,其操作简便,作用快而持久。使用时可先用橡皮轮等去除表面食物残渣等,以清洁水冲洗过敏区后隔湿,轻轻吹干,用蘸有脱敏剂的小毛刷涂擦脱敏区,等候30秒,然后用气枪吹干至表面液体较干为止。最后以大量流水冲洗,如果疗效不显著,可反复进行,也可使用光固化灯进行照射。

脱敏治疗无效,而患者感到非常痛苦,强烈要求治疗者,可考虑人工冠修复,甚至去髓术。但一般只适用于患牙数目较少的患者。

四、磨损

磨损是指正常的咀嚼运动之外,高强度、反复的机械摩擦造成的牙体硬组织的快速丧失。磨损为非咀嚼磨损,是病理性的,应采取措施加以防治。

(一)临床表现

(1)后牙的磨损一般重于前牙,且以殆面为重。磨损导致牙齿的尖、窝、沟、嵴结构模糊,牙本质外露。因磨损不均,常见高耸的牙尖、锐利的边缘。磨损处一般没有色素,表面坚硬光滑,与未磨损部位间没有明显界限。后牙邻面磨损重者因为邻牙间原来紧密的点状接触变成较为松弛的面状接触。检查中可有食物嵌塞、邻面龋及牙周疾病等体征。

(2)前牙磨损多见于咬合关系不好、有不良咬习惯者。严重的前牙磨损可使牙冠明显变短。

(3)磨损可引起牙本质敏感症、牙髓和根尖周病。

(二)治疗要点

(1)戒除不良的咬合习惯,改善刷牙方法。

(2)发现高耸的牙尖和锐利的边缘,应通过调磨予以纠正。

(3)食物嵌塞者,应通过调𬌗、恢复接触关系等措施加以改善。

(4)牙本质过敏,牙髓、根尖周病和颞下颌关节综合征等症状出现时,应做相应处理。

(5)磨牙症患者应通过戴咬合垫、肌电反馈治疗,以及精神、心理干预等方法加以改善。

第五节　牙　外　伤

牙外伤是指牙齿受急剧创伤,特别是打击或撞击所引起的牙体硬组织、牙髓组织和牙周支持组织的损伤。这些损伤可单独发生,亦可同时出现,损伤的形式和程度具有多样性和复杂性。本节将根据世界卫生组织临床分类法对常见牙外伤的临床特点、诊断和治疗要点进行叙述。

一、牙齿硬组织和牙髓损伤

(一)冠折

1.临床分类

冠折的分类是建立在解剖学、治疗方法和预后等因素基础上进行的(图 1-16)。在恒牙外伤中,冠折构成比例占 26%～76%。

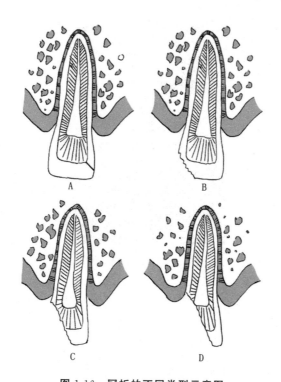

图 1-16　冠折的不同类型示意图

A.釉质损伤;B.釉质折断;C.釉质-牙本质折断;D.复杂冠折

2.诊断要点

(1)症状。①釉质损伤:又称釉质裂纹,没有缺损,在牙外伤中很常见但易被忽视,患者无不适症状。②釉质折断:多发于单颗前牙,特别是上颌中切牙的近、远中切角,没有暴露牙本质,一般无自觉症状,有时粗糙断面会划伤唇、舌黏膜。③釉质-牙本质折断:属于没有露髓的简单冠折,可见牙本质暴露,常出现对温度改变和咀嚼刺激的敏感症状,有时可见近髓处透红。④复杂冠折:冠折处牙髓暴露,可有少量出血,探诊和温度刺激时敏感。如未及时处理,露髓处可出现牙髓增生或发生牙髓炎。

(2)检查。①光源照射检查:用垂直于牙体长轴的光源照射检查,易于发现釉质裂纹的位置和走向。②牙髓活力检测:使用牙髓活力电测试仪或激光多普勒流量学测试仪检测牙髓是否受损。③影像学检查:根尖 X 线片是常用的辅助检查手段,可帮助明确冠折部位与髓腔的毗邻关系,牙齿髓腔大小和牙根发育情况等影响治疗方案选择的信息,以及诊断牙根和牙周支持组织的损伤状况(图 1-17)。

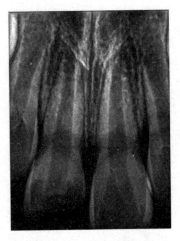

图 1-17　前牙复杂冠折

3.治疗要点

(1)釉质损伤:常不需特殊处理,多发性釉质裂纹可使用酸蚀技术及复合树脂黏接剂封闭釉质表面,以防着色。

(2)釉质折断:缺损小不影响美观的患牙,仅需少量调磨锐利边缘至无异物感;折断形状或程度难以通过调磨修整外形时,需采用光固化复合树脂修复治疗。

(3)釉质-牙本质折断:牙本质少量折断者,断面用光固化复合树脂修复或断冠即刻黏接复位;折断近髓者,年轻恒牙用氢氧化钙间接盖髓,观察 6~8 周行光固化复合树脂修复;成人患牙可酌情做间接盖髓或根管治疗(转上级医院诊治)。

(4)复杂冠折:视露髓孔大小、清洁程度、露髓时间及牙齿发育状况等选择合适的牙髓治疗,其中年轻恒牙应做直接盖髓或活髓切断术,待根尖形成后再做根管治疗或牙冠修复;成年人做根管治疗后进行牙冠修复(转上级医院诊治)。

(二)冠根折

1.临床分类

冠根折为外伤造成釉质、牙本质和牙骨质的折断。根据是否累及牙髓,分为简单冠根折和复杂冠根折(图 1-18)。冠根折的病例占恒牙外伤的 5%。

2.诊断要点

(1)症状:①冠根折通常只有单一折线,折断线常自唇侧切缘几毫米处延伸至龈缘,斜行至舌侧龈沟下方。②因舌侧牙周韧带纤维和牙髓的牵拉作用,冠根折牙齿折断片多与牙龈相连,冠方断端的移位通常较轻微,尤其是后牙区的冠根折容易被忽视。③完全萌出的前牙通常发生复杂冠根折,而部分萌出的前牙通常发生简单冠根折。④冠根折患牙即使牙髓暴露,临床症状通常也较轻微,可出现咬合或叩诊时局部疼痛。

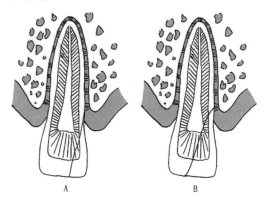

图 1-18　冠根折示意图

A.简单冠根折;B.复杂冠根折

(2)影像学检查。①根尖 X 线片:由于根方的斜向折断线几乎垂直于投照光线(图 1-19A),因此,常规 X 线检查折断线显示不清时,应采用多角度投照技术;X 线检查常见清晰的唇侧折断线,而舌侧折断线显示并不明显(图 1-19B);发生在唇舌向的垂直冠根折,折断线在 X 线片上清晰可见;而近远中向的垂直冠根折则很少能显示。②锥形线束 CT 扫描重建技术可准确观测和诊断各种不同方位的冠根折(图 1-20)。

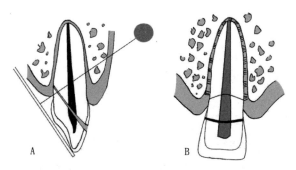

图 1-19　复杂冠根折拍摄 X 线片的示意图

A.常规 X 线投照角度几乎垂直于折断面;B.X 线上唇侧折断线影像清晰可见,而舌侧折断线则不明显

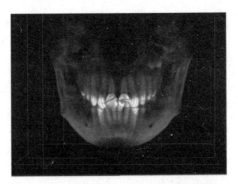

图 1-20　上颌中切牙冠折的三维重建影像

3.治疗要点

(1)急诊应急处理:前牙冠根折可用树脂夹板和邻牙固定断片,但须在外伤后几天内尽快进行根管治疗;后牙简单冠根折的暂时性治疗可先拔除冠方折断片,再用玻璃子水门汀保护暴露牙本质。

(2)表浅的简单冠根折可拔除冠方断片,采用酸蚀和树脂黏接技术进行断冠黏接复位或进行全冠修复。

(3)折断面位于腭侧不影响美观的冠根折,可拔除折断片并行牙龈切除术,暴露冠根的断端,再根据牙髓活力状况选择永久性治疗和修复方式(转上级医院诊治)。

(4)垂直冠根折通常需要拔除;未完全贯通的年轻恒切牙垂直冠根折可采用正畸牵引的方法,将断根牵引到合适位置,再进行盖髓和修复治疗(转上级医院诊治)。

(三)根折

1.临床分类

根折可累及牙本质、牙骨质和牙髓,在牙外伤中相对比较少,占恒牙外伤的0.5%~7%。按其部位可分为根颈 1/3 根折、根中 1/3 根折和根尖 1/3 根折,其中,根尖 1/3 最为常见。

2.诊断要点

(1)症状:①多见于牙根完全形成的成人患牙,因为年轻恒牙的支持组织不如牙根形成后牢固,外伤时常易被撕脱或脱位,一般不致引起根折。②根据根折部位不同,患牙松动度和叩痛亦不同。近根颈 1/3 和根中 1/3 根折,叩痛明显,松动Ⅱ°~Ⅲ°;近根尖 1/3 根折,仅有轻度叩痛,轻度松动或不松动。③牙髓活力测试结果不一,一些患者可出现牙髓"休克",6~8 周后逐渐恢复活力反应。

（2）影像学检查:X 线检查是诊断根折的重要依据(图 1-21)。投照时应保持中心射线与根折平面一致或平行,角度在 $15°\sim20°$,根折线显示最清晰。

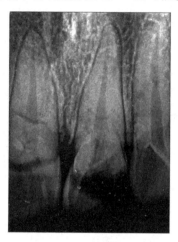

图 1-21　冠根折

少数根折早期无明显影像学改变,数天后才会出现清晰的根折影像。

3.治疗要点

治疗原则为使断端复位并固定患牙,注意消除咬合创伤,关注牙髓状态。具体的治疗方法依据根折部位不同而有所差别。

（1）根颈 1/3 根折:如果残留牙根长度和强度不足以支持桩冠修复,需拔除该牙,行义齿修复;或为避免过早的牙槽骨塌陷,可对残留牙根行根管治疗,保留无感染的牙根于牙槽骨内,待牙龈组织愈合后在上方行覆盖义齿修复;如折断线在龈下 $1\sim4$ mm,断根不短于同名牙的冠长,牙周情况良好者可选用根管治疗术联合正畸根牵引术,或辅以冠延长术后进行桩冠修复(转上级医院诊治)。

（2）根中 1/3 根折:复位,夹板固定患牙,检查咬合利用调𬌗或全牙列𬌗垫消除咬合创伤,弹性固定 $2\sim3$ 个月。每月定期复查,观察牙髓状况,必要时根管治疗(转上级医院诊治)。

（3）根尖 1/3 根折:如果无明显松动且无明显咬合创伤可不用处理,只需嘱患者不要用受伤部位咀嚼,定期进行追踪复查。如有明显松动并伴有咬合创伤时,应对患牙进行固定,定期复查观察牙髓牙周组织状态和断面愈合情况。

二、牙周支持组织损伤

(一)牙震荡

牙周膜的轻度损伤,通常不伴牙体组织的缺损。创伤发生率占恒牙外伤的 23%。

1.诊断要点

(1)症状：①患牙有伸长感，咬合明显不适。②垂直和水平向叩诊敏感，患牙不松动，无移位。③牙髓活力测试通常有反应。

(2)影像学检查：X线片表现根尖牙周膜间隙正常或略有增宽。

2.治疗要点

(1)降低对𬌗牙咬合高度，减轻患牙的𬌗力负担。

(2)受伤后 1、3、6、12 个月应定期复查，观测牙髓活力，若发生牙髓坏死应进一步行根管治疗术。须记住，年轻恒牙的活力可在受伤 1 年后才丧失。

(二)牙脱位

1.临床分类

牙受外力作用而脱离牙槽窝者称为牙脱位。由于外力的大小和方向不同，牙脱位的表现和程度也不相同。

(1)亚脱位：牙周膜的重度损伤，牙齿有异常松动，但没有牙齿移位。

(2)半脱位：牙齿自牙槽窝部分脱出。

(3)侧方脱位：牙齿偏离长轴向侧方移位，并伴有压槽窝碎裂或骨折。

(4)嵌入性脱位：牙齿向牙槽骨内移位，并伴有牙槽窝碎裂或骨折。

(5)全脱位：牙齿完全脱出牙槽窝外。

2.诊断要点

(1)症状。①亚脱位：牙齿没有移位，但有水平向的松动，有叩痛和咬合痛。有龈沟渗血，牙髓活力测试通常有反应。②半脱位：患牙明显伸长，松动Ⅲ°，常见牙周膜出血，叩诊反应迟钝。③侧方脱位：牙冠常向舌侧移位，通常伴有牙槽窝侧壁折断和牙龈裂伤。④嵌入性脱位：患牙牙冠明显短于正常邻牙，嵌入牙槽窝中，伴有牙槽骨壁的折断。叩诊不敏感，可出现高调金属音，龈沟出血。⑤全脱位：常见萌出期的上颌中切牙，患牙从牙槽窝中脱出，可伴有牙槽窝骨壁骨折和唇部软组织损伤。

(2)影像学检查。①亚脱位：可见牙周膜间隙轻度增宽。②半脱位：咬合片和正位片均可见根尖区牙周膜间隙明显增宽。③侧方脱位：咬合片可见一侧根尖区牙周膜间隙明显增宽，常规投照的牙片几乎不能发现牙齿的移位。④嵌入性脱位：可见牙周膜间隙部分或全部消失。与正常邻牙相比，患牙釉牙骨质界偏向根尖。

3.治疗要点

(1)亚脱位:调𬌗,固定松动患牙,嘱勿咬硬物,定期复诊观测牙髓活力。

(2)半脱位:局部麻醉下尽快复位患牙,结扎固定4周。术后3、6和12个月进行复查,若发现牙髓已坏死,应及时做根管治疗。

(3)侧方脱位:局部麻醉下复位患牙,应注意先用手指向切端推出移位牙根,解除牙根的骨锁结,再行牙齿复位。患牙复位后需按压唇腭侧牙槽骨板以保证完全复位促进牙周组织的愈合。同时,复位并缝合撕裂的牙龈,最后,对患牙进行固定,定期复诊观察。

(4)嵌入性脱位:年轻恒牙不必强行拉出复位,应选择自然再萌出的治疗方法,完全萌出大约需要6个月;根尖发育完成的可采用正畸牵引或局部麻醉下外科复位,夹板固定6~8周,定期复查。复位后2周应做根管治疗术,因为这些牙通常伴有牙髓坏死,而且容易发生牙根吸收(转上级医院诊治)。

(5)完全脱位:即刻再植是全脱出牙齿最好的治疗方法。0.5小时内进行再植,90%患牙可避免牙根吸收。即刻再植操作流程见图1-22。因此,牙脱位后,应立即将牙放入原位,如牙已落地污染,应迅速捡起脱落的牙齿,手持牙冠部用生理盐水或无菌水冲洗,然后放入原位。如果不能即刻复位,可将患牙置于患者的舌下或口腔前庭处,也可保存在牛奶、生理盐水或唾液中并尽快到医院就诊,切忌干藏(转上级医院诊治)。

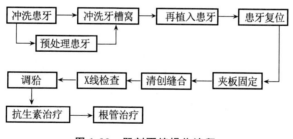

图1-22 即刻再植操作流程

即刻再植操作步骤如下。①清洗患牙:再植前用生理盐水冲洗患牙至可见污染物被清除,严重污染部位用盐水纱布小心去除,但不要消毒。②若为根尖孔开放的年轻恒牙,用1%多西环素溶液浸泡5分钟,可以消毒根尖组织并显著提高牙髓血管再灌注发生的概率。③盐水冲洗牙槽窝,检查其完整性,如果有牙槽骨骨折,可使用口镜末端进行复位。④夹持牙冠,再植入牙槽窝,以手指力量轻柔的将其完全复位。⑤酸蚀树脂黏接夹板固位再植牙10~14天。⑥缝合牙龈/唇部撕裂伤。⑦通过X线片确定牙齿位置。⑧若有𬌗创伤需调𬌗或使用全牙列殆垫。⑨给予抗生素和破伤风抗毒素治疗:氯己定溶液漱口2周,2次/天。8岁以上,口服多西环素;8岁以下,口服青霉素。如距离破伤风抗毒素注射大于5年,需再次行破伤风抗毒素注射。⑩牙齿根尖封闭的恒牙,再植后7~10天在夹板拆除前进行根管治疗;根尖孔粗大的,随访观察1年,若有炎症或吸收表现,立即进行根管治疗。

牙周膜无活力牙齿再植:口外保存时间超过60分钟或更长者,用氟化钠溶液处理牙根面后再植:①刮除患牙根面坏死牙周膜,去除牙髓;②将患牙置于2.4%的氟化钠溶液(pH 5.5)浸泡20分钟;③根管治疗;④3周牙槽窝愈合后,牙槽窝成形,再植患牙;⑤夹板固定6周,影像学检查随诊3年,直至没有进展性骨强直发生。

第二章 牙髓与根尖周病

第一节 牙 髓 病

一、可复性牙髓炎

可复性牙髓炎是牙髓组织以血管扩张、充血为主要病理变化的初期炎症表现。

(一)诊断

1.症状

患牙遇到冷、热或甜、酸刺激时,出现瞬间的疼痛反应,尤其对冷刺激更敏感。没有自发性疼痛。

2.检查

(1)患牙常有接近牙腔的牙体硬组织病损,如深龋、深楔状缺损、牙隐裂等。患牙也可有深牙周袋,或咬合创伤、正畸外力过大。

(2)温度测验表现为一过性疼痛。

(3)叩痛(一)。

(二)鉴别诊断

1.深龋

深龋患牙的冷诊反应正常,只有当冰水滴入洞中方可引起疼痛。当深龋与可复性牙髓炎一时难以区别时,可先按可复性牙髓炎进行安抚治疗。

2.不可复性牙髓炎

可复性牙髓炎与不可复性牙髓炎的关键区别在于前者无自发痛史,后者一般有自发痛史。不可复性牙髓炎患牙对温度测验的疼痛反应程度较重,持续时间较长,有时还可出现轻度叩痛。在临床上,若可复性牙髓炎与无典型自发痛症状的慢性牙髓炎一时难以区分,可先采用诊断性治疗,即用氧化锌丁香油(酚)黏固剂进行安抚治疗,在观察期内视其是否出现自发痛症状再明确诊断。

3.牙本质过敏症

牙本质过敏症的主要表现是酸、甜、冷、热等刺激可导致酸痛,刷牙、吃硬性食物等可导致更为明显的酸痛。

(三)治疗

彻底去除作用于患牙上的病原刺激因素,同时给予安抚治疗。

二、不可复性牙髓炎

(一)急性牙髓炎

急性牙髓炎的临床特点是发病急,疼痛剧烈。临床上绝大多数患者属于慢性牙髓炎急性发作,龋源性者尤为显著。

1.诊断

(1)症状:急性牙髓炎(包括慢性牙髓炎急性发作)的主要症状是剧烈疼痛。疼痛的性质具有下列特点。①自发性阵发性痛:疼痛可分为持续过程和缓解过程。炎症牙髓出现化脓时,可有搏动性跳痛。②夜间痛:患者常因牙痛难以入眠,或从睡眠中痛醒。有时患者带凉水瓶就诊。③温度刺激加剧疼痛:冷、热刺激可引起患牙的剧烈疼痛。如牙髓已有化脓或部分坏死,患牙可表现为"热痛冷缓解"。④疼痛不能自行定位:疼痛发作时,患者多不能明确指出患牙,且疼痛呈放射性或牵涉性,常放射到患牙同侧的上、下颌牙或头、颞、面、耳等部位,但不会放射到患牙的对侧区域。

(2)检查:①可见深龋洞、冠部充填体或其他近髓的牙体硬组织疾病,其中牙隐裂常被忽略。或患牙有深牙周袋。②探诊常可引起剧烈疼痛。有时可探及微小穿髓孔,并可见有少许脓血自穿髓孔流出。③温度测验表现为敏感或激发痛。冰棒去除后,疼痛症状持续一段时间。当患牙对热诊更为敏感时,表明牙髓已出现化脓或部分坏死。④急性牙髓炎早期,患牙叩痛(一);而发展到晚期,可出现垂直叩痛(±)。

2.鉴别诊断

(1)三叉神经痛:表现为突然发作的电击样或针刺样剧痛。一般有疼痛"扳机点",患者每触及该点即诱发疼痛,但每次发作时间短,最多数秒。此外,三叉神经痛较少在夜间发作,多数不影响患者的睡眠,冷、热温度刺激也不引发疼痛。

(2)龈乳头炎:表现为自发性持续性胀痛;对冷热刺激也有敏感反应,一般不会出现激发痛。患者对疼痛多可定位。检查时发现患者所指部位的龈乳头有充血、水肿,触痛明显。有食物嵌塞史。一般未查到可引起牙髓炎的牙体硬组织损害及其他疾病。

(3)上颌窦炎:急性上颌窦炎的疼痛为持续性胀痛,患侧的上颌前磨牙和磨牙可同时受累而导致 2~3 颗牙均有叩痛,但未查及可引起牙髓炎的牙体组织疾病。

(4)心源性牙痛:老年男性患者多见,牙痛剧烈,但无明显牙病。牙痛部位不确切,往往数颗牙齿均感到疼痛。虽经口腔科处理及服用止痛药,但都不能解除牙痛。做心电图检查、有心肌缺血改变,口服硝酸甘油后,疼痛停止。

3.治疗

急性牙髓炎的诊疗程序见图 2-1。

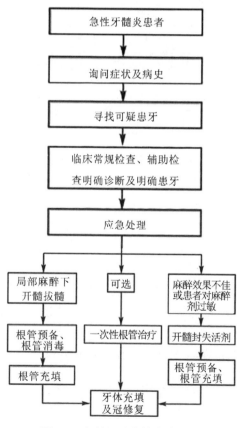

图 2-1 急性牙髓炎的诊疗程序

(二)慢性牙髓炎

慢性牙髓炎是临床上最为常见的一型牙髓炎。

1.诊断

(1)症状:慢性牙髓炎一般不发生剧烈的自发性疼痛,但有时可出现不甚明显的阵发性隐痛或者每天定时出现钝痛,一般可定位患牙。患者可有长期的冷、热刺激痛病史。

(2)检查:①可见深龋洞、冠部充填体或其他近髓的牙体硬组织疾病(图2-2)。②温度测验多为热诊引起迟缓性痛,或表现为迟钝。③常有叩痛(±)或(十)。

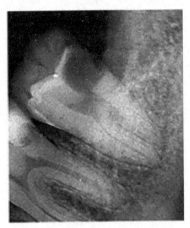

图 2-2　深龋引起慢性牙髓炎

X 线显示左下第二磨牙牙冠部透射影至牙腔

2.鉴别诊断

(1)深龋:深龋患牙温度测验同对照牙,只有当温度刺激进入洞内才出现敏感症状,刺激去除后症状立即消失;而慢性牙髓炎对温度刺激引起的疼痛反应会持续较长时间。另外,慢性牙髓炎可出现轻叩痛,而深龋患牙叩诊正常。

(2)干槽症:患侧近期有拔牙史。检查可见牙槽窝空虚,骨面暴露,出现臭味。拔牙窝邻牙虽也可有冷、热刺激敏感及叩痛,但无明确的牙髓疾病指征。

(3)牙龈息肉和牙周膜息肉:慢性牙髓炎当查及患牙深龋洞处有息肉时,要与牙龈息肉和牙周膜息肉相鉴别(图2-3)。

3.治疗

慢性牙髓炎的诊疗程序见图2-4。

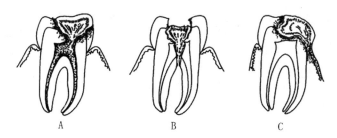

图 2-3　龋洞内息肉的来源

A.牙髓息肉；B.牙周膜息肉；C.牙龈息肉

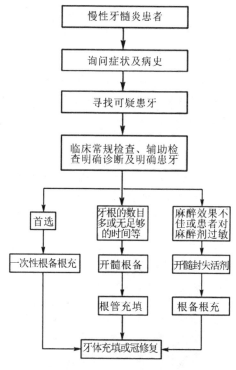

图 2-4　慢性牙髓炎的诊疗程序

(三)残髓炎

残髓炎发生在经牙髓治疗后的患牙,由于残留了少量炎症根髓或多根牙遗漏了未做处理的根管,而命名为残髓炎。

1.诊断

(1)症状:常表现为自发性钝痛、放射性痛、温度刺激痛。因炎症是发生于近根尖孔处的根髓组织,所以患牙多有咬合不适或轻微咬合痛。患牙均有牙髓治疗史。

（2）检查：①患牙牙冠做过牙髓治疗的充填体或暂封材料。②强冷或强热刺激可表现为迟缓性痛或仅有感觉。③叩痛（＋）或（±）。④去除患牙充填物，用根管器械探查患牙根管至深部时有探痛（＋）。

2.治疗

残髓炎的诊疗程序同慢性牙髓炎。

（四）逆行性牙髓炎

逆行性牙髓炎的感染来源于患牙牙周炎所致的深牙周袋，是牙周-牙髓联合病变的一型。

1.诊断

（1）症状：患牙可表现为自发性阵发性痛，冷、热刺激痛，放射痛，夜间痛等典型的急性牙髓炎症状，也可呈现为慢性牙髓炎的表现，即冷、热刺激敏感或激发痛，以及不典型的自发钝痛或胀痛。患牙均有长时间的牙周炎病史，可诉有口臭、牙松动、咬合无力或咬合疼痛等不适症状。

（2）检查：①患牙有深达根尖区的牙周袋或较为严重的根分叉病变。牙龈水肿、充血、牙周袋溢脓。牙有不同程度的松动。②无引发牙髓炎的深龋或其他牙体硬组织疾病。③温度测验可表现为激发痛、迟钝或无反应。④叩诊为轻度叩痛-中度叩痛，叩诊呈浊音。⑤X线片显示患牙有广泛的牙周组织破坏或根分叉病变（图 2-5）。

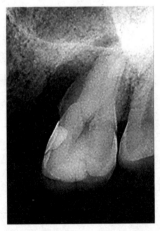

图 2-5　X 线示左上第二磨牙近中根根尖周牙槽骨垂直吸收

2.治疗

逆行性牙髓炎的诊疗程序同慢性牙髓炎。

三、牙髓坏死

牙髓坏死常由各型牙髓炎发展而来,也可因外伤打击、正畸矫治所施加的过度创伤力、修复治疗对牙体组织进行预备时的过度手术切割产热,以及使用某些修复材料所致的化学刺激或微渗漏引起。

(一)诊断

1.症状

患牙一般没有自觉症状,也可见以牙冠变色为主诉前来就诊者,还常可追问出自发痛史、外伤史、正畸治疗史或充填、修复史等。

2.检查

(1)牙冠可存在深龋洞或其他牙体硬组织疾病,或有充填体、深牙周袋等,也可见牙冠完整者。

(2)牙冠变色,呈暗红色或灰黄色,失去光泽。

(3)牙髓活力测验无反应。

(4)叩痛(—)或(±)。

(5)患牙牙龈表面无根尖炎症来源的瘘管。

(6)X线片显示患牙根尖周影像无明显异常。

(二)治疗

牙髓坏死的诊疗程序见图 2-6。

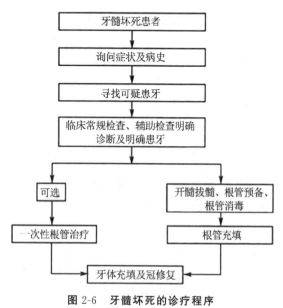

图 2-6　牙髓坏死的诊疗程序

四、牙内吸收

牙内吸收是指正常的牙髓组织肉芽性变,分化出的破骨细胞从牙腔内部吸收牙体硬组织,致牙腔壁变薄,严重者可造成病理性牙折。临床上牙内吸收多发生于乳牙,恒牙偶有发生,见于受过外伤的牙、再植牙及做过活髓切断术或盖髓术的牙。

(一)症状

一般无自觉症状,多于X线片检查时偶然发现。少数患者可出现自发性阵发痛、放射痛和温度刺激痛等牙髓炎症状。

(二)检查

(1)牙内吸收发生在髓室时,牙冠呈现粉红色,有时牙冠可出现小范围的暗黑色区域。牙内吸收发生在根管内时,牙冠的颜色没有改变。

(2)温度测验的反应可正常,也可表现为迟钝。

(3)叩痛(一)或(±)。

(4)X线片显示牙腔内有局限性不规则的膨大透影区域,严重者可见内吸收处的牙腔壁被穿通,甚至出现牙根折断线。

第二节 根尖周病

根尖周病是指发生于根尖周围组织的炎症性疾病,又称根尖周炎,多为牙髓病的继发病,主要由根管内的感染通过根尖孔作用于根尖周组织引发的。

一、急性根尖周炎

急性根尖周炎(AAP)临床上以患牙及其周围组织肿痛为主要表现。可分为急性浆液性根尖周炎和急性化脓性根尖周炎。根据脓液相对集聚区域的不同,临床上急性化脓性根尖周炎可分为3个阶段:根尖周脓肿、骨膜下脓肿及黏膜下脓肿。

(一)诊断

急性根尖周炎各发展阶段的诊断要点见表2-1。

表 2-1　急性根尖周炎各发展阶段的诊断要点

症状和体征	浆液期	根尖周脓肿期	骨膜下脓肿期	黏膜下脓肿期
疼痛	咬合痛	持续跳痛	极剧烈胀跳痛	咬合痛缓解
叩痛	（＋）～（＋＋）	（＋＋）～（＋＋＋）	最剧烈（＋＋＋）	（＋＋）～（＋）
松动度	Ⅰ度	Ⅱ度～Ⅲ度	Ⅲ度	Ⅰ度
根尖区牙龈	无变化/潮红	小范围红肿	红肿明显，广泛	肿胀明显，局限
扪诊	不适	疼痛	剧烈疼痛＋深波动感	轻痛＋浅波动感
全身症状	无	无/轻	可有发热、乏力	消退

（二）鉴别诊断

急性根尖周脓肿与急性牙周脓肿的鉴别要点见表 2-2。

表 2-2　急性根尖周脓肿与急性牙周脓肿的鉴别要点

鉴别要点	急性根尖周脓肿	急性牙周脓肿
感染来源	感染根管	牙周袋
病史	较长期牙体缺损史、牙痛史、牙髓治疗史	长期牙周炎病史
牙体情况	深龋洞、近期的非龋性疾病、修复体	一般无深及牙髓的牙体疾病
牙髓活力	多无	多有
牙周袋	无	深，迂回曲折
脓肿部位	靠近根尖部，中心位于龈颊沟附近	较近唇（颊）侧或舌（腭）侧牙龈缘
脓肿范围	较弥散	局限于牙周袋壁
疼痛程度	重	相对较轻
牙松动度	相对轻，病愈后牙恢复稳固	明显，消肿后仍很松动
叩痛	很重	相对较轻
X 线片表现	无明显异常表现，若患牙为慢性根尖周炎急性发作，根尖周牙槽骨显现透射影像	牙槽骨嵴破坏，可有骨下袋
病程	相对较长，脓液自根尖周向外排出的时间需5～6 天	相对较短，一般 3～4 天可自溃

（三）治疗

急性根尖周炎的诊疗程序见图 2-7。

二、慢性根尖周炎

慢性根尖周炎表现为炎症性肉芽组织的形成和牙槽骨的破坏。慢性根尖周炎一般没有明显的疼痛症状，病变类型可有根尖周肉芽肿、慢性根尖周脓肿、根尖周囊肿和根尖周致密性骨炎。

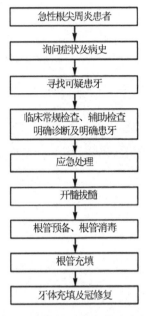

急性根尖周炎患者

↓

询问症状及病史

↓

寻找可疑患牙

↓

临床常规检查、辅助检查
明确诊断及明确患牙

↓

应急处理

↓

开髓拔髓

↓

根管预备、根管消毒

↓

根管充填

↓

牙体充填及冠修复

图 2-7　急性根尖周炎的诊疗程序

(一)诊断

1.症状

一般无明显的自觉症状,有的患牙可在咀嚼时有不适感,也有因牙龈出现脓包而就诊者。在临床上多可追问出患牙有牙髓病史、反复肿痛史或牙髓治疗史。

2.检查

(1)患牙可查到深龋洞、充填体或其他牙体硬组织疾病(图 2-8)。

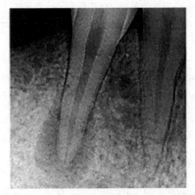

图 2-8　畸形中央尖导致慢性根尖周炎

X线显示右下第二前磨牙根尖周透射影

（2）牙冠变色，失去光泽。洞内探诊无反应，牙髓活力测验无反应。

（3）叩痛（－）或（±）。患牙一般无明显松动。

（4）有窦型慢性根尖周炎的窦道口多数位于患牙根尖部的唇、颊侧牙龈表面，也有开口于患牙舌、腭侧牙龈者，偶尔还可见开口位于远离患根处。此时应仔细检查找出正确的患牙，必要时可自窦道口插入诊断丝拍摄 X 线示踪片以确定窦道的来源，避免将窦道口附近的健康牙误诊为患牙（图 2-9）。

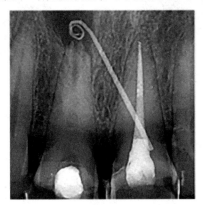

图 2-9　慢性根尖周炎

X 线片示踪显示指向右上中切牙根尖区透射影

（5）X 线检查显示患牙根尖区骨质变化的影像（图 2-10）。不同的 X 线影像有时可提示慢性根尖周炎的类型：①根尖部圆形透射影，直径<1 cm，边界清晰，周围骨质正常或稍显致密，多考虑为根尖周肉芽肿。②根尖区透射影边界不清楚，形状也不规则，周围骨质较疏松呈云雾状，多为慢性根尖周脓肿。③较小的根尖周囊肿在根尖片上与根尖周肉芽肿难以区别，大的根尖周囊肿可见有较大的圆形透影区，边界清楚，并有一圈由致密骨组成的阻射白线围绕（图 2-11）。④根尖周致密性骨炎表现为根尖部骨质呈局限性的致密阻射影像，无透射区，多见于下颌后牙。

（二）鉴别诊断

依据 X 线检查结果对慢性根尖周炎进行诊断时，必须结合临床表现与非牙髓源性的根尖区病损相鉴别。例如，非牙源性的颌骨内囊肿和其他肿物在 X 线片上的表现与各型慢性根尖周炎的影像，尤其是较大的根尖周囊肿的影像极为相似。这些疾病与慢性根尖周炎的主要区别是病变所涉及患牙的牙髓活力多为正常，仔细观察X线片可分辨出根尖部牙周膜间隙与根尖周其他部位的牙周膜间隙是连续、规则的透射影像，患牙牙根可因压迫移位。必要时还可辅以口腔科锥形线束 CT 进行诊断。

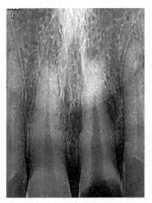
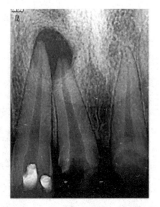

图 2-10　左上中切牙慢性根尖周炎合并牙根外吸收　图 2-11　根尖周囊肿 X 线影像

(三)治疗

慢性根尖周炎的诊疗程序见图 2-12。

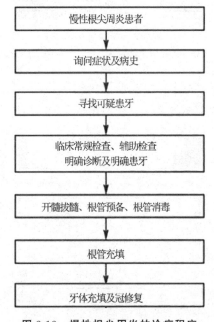

图 2-12　慢性根尖周炎的诊疗程序

三、根管治疗

根管治疗术是目前最有效、最常用的手段,它采用专用的器械和方法对根管进行清理、成形(根管预备),有效的药物对根管进行消毒灭菌(根管消毒),最后严密填塞根管并行冠方修复(根管充填),从而达到控制感染、修复缺损,促进根尖周病变的愈合或防止根尖周病变发生的目的。

(一)恒牙的根管治疗

1.适应证

(1)不可复性牙髓炎。

(2)牙髓坏死。

(3)牙内吸收。

(4)根尖周炎。

(5)牙根已发育完成的移植牙、再植牙。

(6)某些非龋性牙体硬组织疾病:①重度釉质发育不全、氟牙症、四环素牙等患牙需行全冠或桩核冠修复者。②重度磨损患牙出现严重的牙本质敏感症状又无法用脱敏治疗缓解者。③牙隐裂需行全冠修复者。④牙根纵裂患牙需行截根手术,患牙的非纵裂根管。

(7)因其他治疗需要而牙髓正常者。①义齿修复需要:错位、扭转等患牙牙体预备必定露髓或需要桩核冠修复。②颌面外科治疗需要:某些颌骨手术涉及的牙齿。

2.禁忌证

(1)牙周和/或牙体严重缺损而无法保存的患牙。

(2)患有较严重的全身系统性疾病,一般情况差,无法耐受治疗过程。

(3)张口受限,无法实施操作。

3.术前准备

(1)术前拍摄 X 线片对治疗十分重要,特别是在根管再治疗的患者中。①了解根管的基本情况,评估根管治疗难度。②根管是否有折裂、侧穿等异常情况。③根尖周病变的破坏情况,以助于评估预后。④根管内原充填物的情况,是否有器械分离等异常情况。⑤已做牙体预备的患牙,需确定牙根的方向。

(2)了解患者的全身状况,根据患者的牙位、张口度、配合程度,以及 X 线检查显示的根管数目、弯曲度等综合评估根管治疗难度。初诊医师制订治疗方案,确定是否需要根管再治疗、转诊及评估治疗效果。

(3)术前和患者进行有效沟通,并签署根管治疗知情同意书。让患者了解根管治疗的目的和过程,有利于更好地配合治疗。

4.操作步骤

恒牙根管治疗的操作步骤见图 2-13。

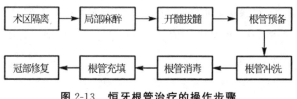

图 2-13　恒牙根管治疗的操作步骤

（1）术区的隔离：①棉卷隔离法。②橡皮障隔离法。橡皮障的优点：提供不受唾液、血液和其他组织液污染的操作空间；保护牙龈、舌及口腔黏膜软组织，避免手术过程中受到意外损伤；防止患者吸入或吞入器械、牙碎片、药物或冲洗液；保持术者视野清楚，提高工作效率；保护术者，避免因患者误吸或误咽发生差错或意外事故；防止医源性交叉感染。橡皮障的安置方法：见图 2-14。

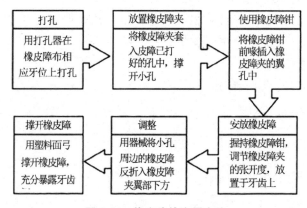

图 2-14　橡皮障的安置方法

（2）局部麻醉。常用局部麻醉药物有利多卡因、普鲁卡因、阿替卡因肾上腺素。

方法：①局部浸润麻醉。局部浸润麻醉是将麻醉剂注射到根尖部的骨膜上，适用于上、下颌前牙、上颌前磨牙和乳牙。当患牙处于急性炎症期时，骨膜上浸润麻醉效果一般不佳，需采用其他麻醉方法。②阻滞麻醉。上牙槽后神经阻滞麻醉适用于上颌磨牙，下牙槽神经阻滞麻醉适用于下颌磨牙及局部浸润麻醉未能显效的下颌前牙。③牙髓内注射。将麻醉剂直接注入牙髓组织，多用于浸润麻醉和阻滞麻醉效果不佳的患者。进针时针头与根管贴合紧密，否则不仅疼痛明显，而且不能保证麻醉效果。

（3）开髓：牙腔通路预备的要求包括以下 4 条。①彻底去除龋坏组织，保留健康的牙体组织。②彻底揭除髓室顶，暴露牙腔。③探查根管口，明确根管的数量和位置。④建立器械可直线进入的根管通路。开髓前应熟悉患牙的牙腔解剖形态,结合术前X线片,做到心中有数。一般以去除髓室顶后不妨碍器械进入根管为准。开髓后将洞壁修整光滑,使之与根管壁呈一连续直线,避免破坏髓室底、形成台阶。在髓室钙化时,有可能将露髓点误认为根管口或将根管口误认为露髓点,必须充分注意。开髓后仔细寻找根管口,避免遗漏。单根管易于寻找,多根牙应在彻底清理牙腔后用根管探查器械仔细探查,特别注意探查是否存在上颌第一磨牙的MB_2和下颌磨牙的远舌根管。MB_2根管口可位于近中颊根管口的舌侧0.5～5 mm的范围内。寻找根管口可借助投照,或在髓室底先涂碘酊,再用乙醇洗去后寻找染色较深的点来查明;也可以借助显微镜在直视下应用根管口探测器械直接找到根管口。对于牙腔钙化严重的患牙,也可以采用在髓室内注入次氯酸钠液观察,产生气泡的位置即根管口的位置。

(4)拔髓:如牙髓有炎症没有坏死,需要选用拔髓针插入至根中1/3和根尖1/3交界处,轻轻逆时针或顺时针转动180°抽出,尽可能抽出完整牙髓组织。如果牙髓组织坏死,选用细的根管锉慢慢插入根管中下1/3轻轻捣动。

(5)根管预备:根管预备的基本原则包括以下内容。①根尖区预备之前一定要有准确的工作长度。②根管预备时需保持根管湿润。③预备过程中每退出或换用一次器械需用根管冲洗液冲洗根管,防止碎屑阻塞。④根管锉不可跳号。⑤对弯曲根管,根管锉应预弯。⑥为便于根管充填,根尖最小扩大为25号;主尖锉一般比初尖锉大2～3号。

根管预备技术较多,主要有标准技术、逐步后退技术、冠向下技术、逐步深入技术。下面主要讲述前两种。

标准技术:适用于直的或较直的根管,不宜在弯曲根管使用。用较小的器械探查和疏通根管后,确定根管工作长度。根管预备时要求器械从小号到大号逐号依次使用,每根器械均要完全达到工作长度。

根管扩大的方法除了可采用根管疏通的方法外,还可采用:①顺时针旋转30°～60°,使器械的切刃旋入牙本质内,向外提拉退出器械。②顺时针旋转30°～60°,然后轻轻向下加压的同时逆时针旋转30°～60°,最后向外提拉退出器械。③将器械压向一侧根管壁,向外提拉切削牙本质的锉法。到器械尖端附近几毫米处见到白色牙本质切屑后,再扩大2～3号器械为止,即至少达标准器械40号。

逐步后退技术:适用于轻中度的弯曲根管,也可用于直根管的预备,其主要操作步骤如下所述(图2-15)。①确定工作长度:用较小的器械如10号K锉探查和疏通根管。②根尖预备:将初尖锉尖端2～3 mm进行预弯,并蘸乙二胺四乙酸后,轻旋插入根管至工作长度,进行根管扩大,直到器械无阻力进出工作长度。然后换大一号器械进行预备,至少预备到 25 号主尖锉或主尖锉比初尖锉大 2～3 号。每换一根锉均要进行根管冲洗和回锉。③逐步后退:当主尖锉预备完成后,可通过每增大一号锉、进入根管的长度减少 1 mm 的方法进行根管预备,即逐步后退。一般后退 2～4 根锉。每换一根锉要用主尖锉回锉和冲洗。④根管中上段敞开:可用 G 钻预备根管的中上部,顺序使用 1～3 号 G 钻。每换用大一号 G 钻时,操作长度减少 2 mm 左右,并用主尖锉回锉和冲洗。⑤根管壁修整:将主尖锉按顺时针方向切削整个根管壁,消除细小阶梯,使根管壁光滑、根管成为连续的锥形。

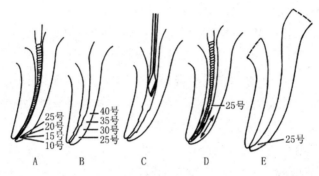

图 2-15　根管预备逐步后退法

A.根尖预备;B.逐步后退;C.根管中上段敞开;D.根管壁修整;E.完成

(6)根管冲洗。①冲洗药物:目前最常用的根管冲洗药物是 0.5%～5.25% 次氯酸钠和 17% 乙二胺四乙酸。②冲洗方法:常用注射器冲洗法和超声冲洗法。注射器冲洗法:选用 27 号弯针头的注射器,冲洗时将针头松松插入根管深部,然后注入冲洗液,回流的液体以棉条吸收,借以观察根管内是否已冲洗干净。冲洗时针头必须宽松地放在根管内,切忌将针头卡紧并加压注入,否则会影响冲洗药物回流并易将根管内残留物质和冲洗液压出根尖孔。超声冲洗法:超声冲洗可在根管预备后进行,多选用小号超声工作尖,其在根管内的长度要短于工作长度 1～2 mm,并避免与根管壁接触形成台阶。③注意要点。疼痛:3% 过氧化氢溶液对根尖周组织有轻度刺激,冲洗后要吸干,防止遗留分解氧气压迫根尖周组织而致痛。气肿:过氧化氢溶液通过根尖孔偶可引发皮下气肿。使用时要小心,冲洗根管时,不要卡紧和加压推注。针头误吞:冲洗根管时因压力脱落,针头不慎会吞入食管或气管。吞入消化道者大多可从粪便排出,进入气管则后果严重。

(7)根管消毒及暂封。对于非感染根管,经上述程序预备后可直接充填。而对于感染根管,根管消毒的方法还有激光、微波、超声和药物消毒等,其中后者最为常用,即根管封药或诊间封药。目前国内外广泛使用的根管消毒药物是氢氧化钙和氯己定。

(8)根管充填。①时机:已经过严格的根管预备和消毒。患牙无疼痛或其他不适。暂封材料完整。根管无异味、无明显渗出物。根管充填必须在严格隔湿条件下进行。窦道的存在并不是根管充填的绝对禁忌证。在初诊时通过根管预备和消毒处理,大多数窦道会愈合,此时可完成根管充填。但是当窦道仍未完全愈合时,只要符合上述条件,仍可进行根管充填。根管充填后窦道通常会愈合。②根管充填材料:目前临床上常用的根管充填材料是牙胶尖和根管封闭剂。③根管充填方法:牙胶侧方加压充填法适用于大多数根管的充填,操作步骤如下所述(图 2-16)。彻底干燥根管:隔离术区,用吸潮纸尖干燥根管。选择主牙胶尖:与主尖锉大小一致,在根管内能顺利到达工作长度或稍短 0.5 mm,且在根尖 1/3 区紧贴根管壁,回拉时略有阻力,X 线检查可见主牙胶尖与根管壁在根管冠 2/3 有间隙存在。选择侧方加压器:与主尖锉相匹配,能够较宽松地到达根管操作长度,并与根管壁留有一定空间。侧压器插入深度比工作长度少 $0\sim1$ mm。放置根管封闭剂:可用主牙胶尖蘸少许封闭剂,送入根管至根尖。侧方加压:将主牙胶尖蘸少许根管封闭剂缓慢插入根管至标记长度,避免将封闭剂挤出根尖孔。再将侧方加压器沿主牙胶尖与根管壁间的空隙缓缓插入根管内直至距操作长度 $0\sim1$ mm,停留数秒后取出。将相应的副尖尖端涂少量根管封闭剂,插入根管至先前侧方加压器的深度。如此反复操作至根管紧密填塞,侧方加压器只能插入根管口下 $2\sim3$ mm。完成根管充填和髓室充填:用烧热的挖匙或携热器从根管口处切断牙胶尖同时软化冠部的牙胶,用垂直加压器加压冠方牙胶,至此根管充填完毕。用乙醇棉球将残留在髓室内的封闭剂和牙胶清除,术后拍 X 线片检查根管充填情况,暂封或永久充填(图 2-17)。

(二)乳牙的根管治疗

1.适应证
(1)牙髓炎症涉及根髓,不宜行牙髓切断术的乳牙。
(2)牙髓坏死而应保留的乳牙。
(3)根尖周炎症而具有保留价值的乳牙。

2.禁忌证
(1)牙冠破坏严重,无法树脂充填的乳牙。

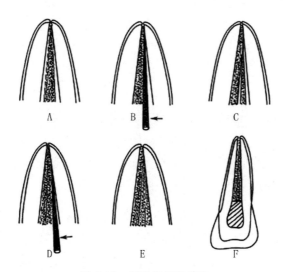

图 2-16　侧方加压充填法

A.放置主牙胶尖;B.侧方加压主牙胶尖;C.放置副尖;

D.继续侧方加压;E.继续放置副尖;F.根充完毕

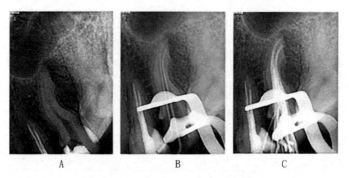

图 2-17　侧方加压充填 X 线影像

A.术前;B.术中试主牙胶尖;C.根充后

(2)髓室底穿孔。

(3)根尖及根分叉区骨质破坏范围广,炎症已累及继承恒牙牙胚。

(4)广泛性根内吸收或外吸收超过根长的 1/3。

(5)下方有含牙囊肿或滤泡囊肿。

3.操作步骤

乳牙根管治疗的操作步骤见图 2-18。

(1)术前拍摄 X 线片:了解根尖周病变和牙根吸收情况。

(2)局部麻醉或牙髓失活:提倡采用局部麻醉,但若麻醉效果不佳,或因患儿不配合、对麻醉剂过敏等原因,可用牙髓失活法。

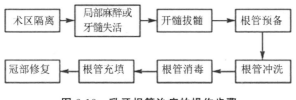

图 2-18　乳牙根管治疗的操作步骤

（3）牙腔的开通:备洞,开髓,揭去髓室顶,去冠髓,寻找根管口。

（4）根管预备:去除髓室和根管内感染或坏死的牙髓组织,使用根管器械扩根管,使用 3% 过氧化氢溶液、2%～5.25% 次氯酸钠溶液交替冲洗根管。

（5）根管消毒:根管干燥后,将氢氧化钙制剂置于根管内,或将蘸有樟脑酚液的小棉球放置于髓室内,以丁香油氧化锌糊剂封固窝洞。

（6）根管充填:将氧化锌丁香油水门汀、氢氧化钙制剂、碘仿制剂、氢氧化钙碘仿混合制剂等根管充填材料反复旋转导入根管或加压注入根管,黏固粉垫底,常规充填。

4.注意要点

（1）根管预备时勿将根管器械超出根尖孔,以免将感染物质推出根尖孔或损伤恒牙胚。

（2）当乳牙牙根有吸收时,禁用金属砷失活制剂。

（3）由于乳牙根常有吸收,一般的电子根管长度测量仪常不适用于乳牙。因此临床上参照术前 X 线片,估计根管工作长度。一般来说,乳牙根管工作长度较 X 线片上根尖孔距离短 2 mm。

（4）乳牙的根管充填材料仅可采用可吸收的、不影响乳恒牙交替的糊剂充填。

（5）为避免损伤乳磨牙根分歧下方的继承恒牙胚,不宜对乳磨牙牙龈瘘管进行深搔刮术。

（6）定期观察:乳牙根管治疗后需要进行定期随访观察,周期一般为 3～6 个月。随访时应进行临床检查和 X 线影像学检查。

(三)年轻恒牙的牙髓治疗

1.根尖诱导成形术

根尖诱导成形术是指牙根未完全形成之前,发生牙髓严重病变或根尖周炎症的年轻恒牙,在消除感染或治愈根尖周炎的基础上,用药物诱导根尖部的牙髓和/或根尖周组织形成硬组织,使牙根继续发育和根尖孔缩小或封闭的治疗方法。

(1)适应证:①牙髓病变已波及根髓的年轻恒牙。②牙髓全部坏死或并发根尖周炎症的年轻恒牙。③因根尖周炎引起根尖吸收的恒牙。

(2)操作步骤:根尖诱导成形术的操作步骤见图2-19。

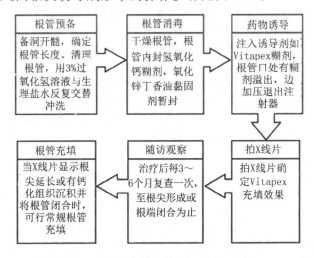

图 2-19　根尖诱导成形术的操作步骤

(3)注意事项:①彻底清除根管内感染物质,注意保护根尖部残存的生活牙髓及牙乳头等组织。②正确把握根管工作长度。③装有诱导剂的注射器前端应插入根管达根尖1/3处,使诱导剂充满根管腔并接触根尖部组织。④掌握根管充填时机:通常在X线片显示根尖周病变愈合、牙根继续发育完成,或根管内探查根尖端有钙化物沉积时为宜。充填时应恰填,切忌超填,因为超填可能损伤根尖牙乳头,进而影响牙根的继续发育。⑤根管充填后继续随访观察。

2.根管治疗术

详见"恒牙的根管治疗"。

(四)根管治疗的并发症及处理

1.器械分离

(1)处理:①显微镜结合超声技术。②建立旁路。③外科治疗。④随访观察。

(2)注意要点:使用前仔细检查器械有无损害,有无变形,不要对根管中的器械盲目施力,特别是器械在根管中遇到阻力时,旋转幅度不要超过$180°$,器械使用时不要跳号操作。

2.穿孔

(1)处理:对于出现根管穿孔而未引起严重的后果时,应转诊到上级医院处理。

(2)注意要点:①术前X线片检查确定牙腔的位置、钻磨方向与牙长轴的关系,并确定髓室和根管口的位置。②对牙腔钙化的患牙应特别注意。在开髓前应评估牙冠高度及钻针钻磨牙体组织的最大深度。③在扩大开髓洞形时,注意切削方向,特别是磨牙的近中侧壁,洞口微微向外扩张。

3.软组织的化学损伤

(1)处理:出现次氯酸钠等导致的软组织化学损伤后应立即用大量的流水进行冲洗处理后,到皮肤或眼科进行诊治。

(2)注意要点:使用高浓度的次氯酸钠冲洗根管时,安装橡皮障。另外在加压冲洗时,不要过度加压,用针尖小的注射器。在治疗过程中需戴护目镜。

4.诊间急症

在根管预备或充填后,少数患者会出现局部肿胀、咬合痛、自发痛等症状,称为诊间急症。主要以急性根尖周炎形式表现出来。

(1)处理:化学性刺激(三氧化二砷等)引起的诊间急症,治疗原则为取出刺激物。轻微肿痛者暂不处理,可适当给予止痛药,适当降低咬合,观察1~3天。如果3天以后患者仍持续肿痛,X线片显示有超填,可考虑去除封药和根管充填物,引流、消炎后重行根管治疗术。严重者如出现前庭沟处肿胀,脓肿形成或蜂窝织炎甚至出现全身症状时,需进行局部切开引流,并全身给药,抗生素和消炎镇痛药。

(2)注意要点:避免使用刺激性大的药物,减少化学性刺激。根管预备时准确测量工作长度,防止超扩。预备过程中大量冲洗,防止将根管内的感染物推出根尖孔。根管充填时避免超填。

5.器械的误咽、误吸

(1)处理:①发生器械误咽时,嘱患者多吃高纤维食品,X线片追踪观察,待其自然排出。如出现消化道刺伤穿孔需开腹手术。因此,当误咽器械还在胃部时,及时转诊到消化内科在纤维内镜下将器械取出。②发生误吸时,如果挂在呼吸道,咳嗽无法咳出,须到呼吸专科就诊。器械位于大的呼吸道时,在纤维支气管镜下取出器械。如果位于细小的支气管,可能引起感染性炎症,只能行胸部外科手术取出器械。

(2)注意要点:使用橡皮障,器械使用安全线。

四、治疗新进展

(一)镍钛器械根管预备技术

1.镍钛器械根管预备步骤

(1)手用 ProTaper 预备基本操作步骤。①根管入口疏通:根据 X 线片粗估工作长度,用10 号、15 号 K 锉疏通根管至距粗估长度3~4 mm 处。②根管入口预备:用 S_1、S_x 敞开根管中上段,距粗估工作长度3~4 mm 处,S_x 进入的深度不得超过 S_1。③确定工作长度:用 10 号、15 号 K 锉疏通根管至根尖狭窄处,确定精确工作长度。④根尖初步预备:用 S_1、S_2 依次达到工作长度,进行根尖初步预备。⑤预备完成:依次用 F_1、F_2、F_3 到达工作长度,完成根管预备;对于细小弯曲根管,可仅预备到 F_1 或 F_2。

(2)机用 ProTaper 器械预备法:实际上运用了手用器械预备法的原理,使用机用马达和专用手机预备。

2.注意要点

(1)正确选择适应证:钙化根管、有台阶形成的再治疗患者不要选用镍钛器械;对形态复杂的根管慎用镍钛器械。

(2)确定根管通畅:使用镍钛器械进行根管预备之前,先用手用不锈钢 K 锉疏通根管至15 号。有学者建议最好疏通至 20 号锉。

(3)制备直线通路:在根管预备前,可用 G 钻或其他根管口成形器械敞开根管口,保证镍钛器械可循直线方向进入根管和根尖区。

(4)在临床运用中过度用力,是引起镍钛器械折断的主要原因之一。

(5)临床上每换一支器械常采用次氯酸钠和乙二胺四乙酸交替冲洗根管,用15 号锉疏通根管,并保持根管的润滑,可降低器械折断的风险。

(6)每次使用前后均应清洁和仔细检查器械,一旦发现变形即应丢弃。

(7)记录并控制器械的使用次数:一般建议预备 4~5 颗磨牙或30~40 个前牙、前磨牙根管后即应丢弃。如根管重度弯曲,应使用新器械且预备一次后即应丢弃。

(二)热牙胶垂直加压充填技术

1.操作步骤

(1)彻底干燥根管:隔离术区,用吸潮纸尖干燥根管。

(2)选择主牙胶尖:选择与主尖锉相同型号的大锥度牙胶尖。

(3)选择垂直加压器:至少选择 3 种直径的垂直加压器。一种能够达到距根尖部 3～4 mm 处,另外两种分别与根中 1/3 和根上段相适合。

(4)选择携热器:选择与主牙胶尖相同型号的携热器。

(5)放置主牙胶尖:将主牙胶尖蘸一薄层封闭剂,缓慢插入根管内至工作长度。

(6)充填根尖 1/3 和侧支根管:用携热器向下挤压牙胶并开启温度加热,直至距工作长度4～5 mm处停止加热,迅速取出携热器,退出时取出根管中上段的牙胶,垂直加压器加压。

(7)充填根管中上段:用注射式热牙胶向根管内注入牙胶后用垂直加压器压紧,每次注入根管内的长度为 3～5 mm。用乙醇棉球将残留在髓室内的封闭剂和牙胶清除,暂封,拍术后 X 线片检查根充情况,最后永久充填(图 2-20)。

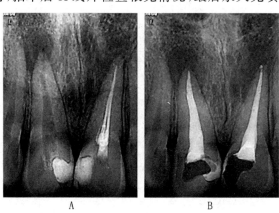

图 2-20　热牙胶垂直加压充填 X 线影像

A.上中切牙术前 X 线影像;B.上中切牙术后 X 线影像

2.注意要点

(1)根尖孔粗大的患者不建议选用热牙胶垂直加压充填。

(2)要求垂直加压器既能在根管内无妨碍地自由上、下运动,又不会接触根管壁,防止牙折。

(3)携热器每次在根管内加热过程持续不超过 3 秒。

(三)显微根管治疗技术

可在根管治疗的整个程序中使用手术显微镜,特别是在根管口的定位、钙化根管的疏通、变异根管的预备和充填、根管治疗失败后的再治疗、根管治疗并发症的预防和处理等方面,显微根管治疗较常规治疗技术更具优势(图 2-21,图 2-22)。

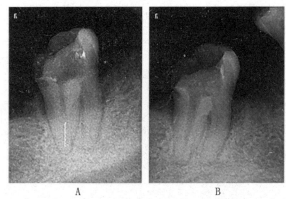

A   B

图 2-21　显微镜下取出根管内折断器械

A.X 线片示 37 根管内断针；B.X 线显示断针取出

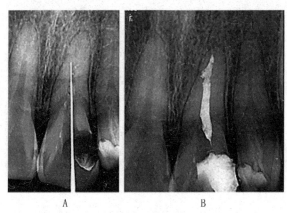

A   B

图 2-22　根管壁穿孔的修补

A.X 线片示根管壁穿孔；B.X 线片示穿孔修补后

(四)显微根尖外科手术

1.适应证

(1)根管治疗或再治疗失败：①根管治疗失败且不适合根管再治疗，如患牙有良好的桩冠修复体、无法取出的折断器械或根管超填物、非手术治疗无法修补的根管侧穿等。②根管再治疗失败：根管再治疗后患牙症状持续或根尖透射影持续或扩大。

(2)严重的根管解剖变异：牙根重度弯曲、根管重度钙化和根管分叉等解剖因素使根管治疗器械和充填材料无法到达根尖区。

(3)需要通过探查手术明确诊断。

(4)医源性因素治疗中出现过度超充、折断器械超出根尖孔等情况。

（5）囊肿。

2.禁忌证

（1）患者有严重的全身疾病,如严重高血压、白血病、血友病、重度贫血、心内膜炎、风湿性心脏病、肾炎、有出血倾向疾病等。

（2）根尖周炎的急性期。

（3）严重的牙周病变,如牙周支持组织过少,牙周袋深或牙齿松动明显。

（4）患牙附近有重要的解剖结构,如上颌窦、下牙槽神经等,有损伤危险或可能带来严重后果者。

3.操作步骤

根尖外科手术的操作步骤见图 2-23。

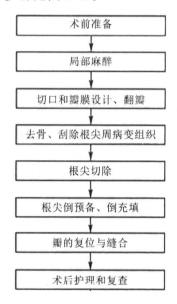

图 2-23　根尖外科手术的操作步骤

(五)MTA 直接盖髓术

直接盖髓术是用药物覆盖牙髓暴露处,以保护牙髓、保存牙髓活力的方法。多用于外伤性和机械性露髓患牙的保髓治疗。

1.适应证

（1）根尖孔尚未发育完全,因机械性或外伤性露髓的年轻恒牙。

（2）根尖已发育完全,机械性或外伤性露髓,穿髓孔直径不超过 0.5 mm 的恒牙。

2.禁忌证

(1)龋源性露髓的乳牙。

(2)临床检查有不可复性牙髓炎或根尖周炎表现的患牙。

3.常用的盖髓剂

(1)氢氧化钙:传统盖髓剂。

(2)MTA:临床上作为盖髓剂用于直接盖髓术和活髓切断术。此外,MTA还广泛用于髓室底穿孔修补、根管侧穿修补、根尖诱导成形、根尖屏障术和根尖倒充填等,具有良好的临床疗效。使用时将粉状MTA和蒸馏水以一定比例混合。

4.操作步骤

(1)制备洞形:可在局部麻醉下制备洞形。操作过程中,要求动作准确到位,避开穿髓孔,及时清除洞内牙体组织碎屑,以防止牙髓再感染。

(2)放置盖髓剂:用生理盐水缓慢地冲洗窝洞,严密隔湿下用消毒棉球拭干窝洞。将MTA覆盖于暴露的牙髓上,用氧化锌丁香油黏固剂封闭窝洞。

5.疗效观察

(1)患牙盖髓治疗1～2周后无任何症状且牙髓活力正常,可去除大部分暂封剂,保留厚约1 mm的氧化锌丁香油黏固剂垫底,再选用聚羧酸锌黏固剂做第二层垫底,复合树脂永久充填。

(2)患牙盖髓治疗1～2周后,若对温度刺激仍敏感,可继续观察1～2周,也可去除暂封物及盖髓剂,更换盖髓剂后暂封观察1～2周,症状消失后行永久充填。更换药物时,应注意无菌操作,避免再次感染。

(3)患牙盖髓治疗后出现自发痛、夜间痛等症状,表明病情已向不可复性牙髓炎发展,应去除充填物,改行根管治疗。

第三章 牙周疾病

第一节 牙周炎

一、慢性牙周炎

慢性牙周炎原名成人牙周炎或慢性成人牙周炎。更改名称是因为此类牙周炎虽最常见于成年人,但也可发生于儿童和青少年,而且由于本病的进程缓慢,通常难以确定真正的发病年龄。大部分慢性牙周炎呈缓慢加重,但也可出现间歇性的活动期。此时牙周组织的破坏加速,随后又可转入静止期。大部分慢性牙周炎患者根本不出现爆发性的活动期。

本病为最常见的一类牙周炎,约占牙周炎患者的95%,由长期存在的慢性牙龈炎向深部牙周组织扩展而引起。牙龈炎和牙周炎之间虽有明确的病理学区别,但在临床上,两者却是逐渐、隐匿地过渡。因此早期发现和诊断牙周炎十分重要,因为牙周炎的后果远比牙龈炎严重。

(一)临床表现

本病一般侵犯全口多数牙齿,也有少数患者仅发生于一组牙(如前牙)或少数牙。发病有一定的牙位特异性,磨牙和下前牙区及邻接面由于菌斑牙石易堆积,故较易患病。牙周袋的炎症、附着丧失和牙槽骨吸收在牙周炎的早期即已出现,但因程度较轻,一般无明显不适。临床主要的症状为刷牙或进食时出血,或口内有异味,但通常不引起患者的重视。及至形成深牙周袋后,出现牙松动、咀嚼无力或疼痛,甚至发生急性牙周脓肿等,才去就诊,此时多已为晚期。

牙周袋处的牙龈呈现不同程度的慢性炎症,颜色暗红或鲜红、质地松软、点彩消失、边缘圆钝且不与牙面贴附。有些患者由于长期的慢性炎症,牙龈有部分纤维性增生、变厚,表面炎症不明显,但牙周探诊后,袋内壁有出血,也可有脓。牙周袋探诊深度超过 3 mm,且有附着丧失。如有牙龈退缩,则探诊深度可能在正常范围,但可见釉牙骨质界已暴露。因此,附着丧失能更准确地反映牙周支持组织的破坏。

慢性牙周炎根据附着丧失和骨吸收的范围及其严重程度可进一步分型。范围是指根据患病的牙数将其分为局限型和广泛型。全口牙中有附着丧失和骨吸收的位点数占总位点数≤30%者为局限型;若>30%的位点受累,则为广泛型。也可根据牙周袋深度、结缔组织附着丧失和骨吸收的程度来分为轻度、中度和重度。上述指标中以附着丧失为重点,它与炎症的程度大多一致,但也可不一致。一般随病程的延长和年龄的增长而使病情累积、加重。流行病学调查资料表明,牙周病的患病率虽高,但重症牙周炎只发生于 10%～15% 的人群。

轻度:牙龈有炎症和探诊出血,牙周袋深度≤4 mm,附着丧失 1～2 mm,X 线片显示牙槽骨吸收不超过根长的 1/3。可有轻度口臭。

中度:牙龈有炎症和探诊出血,也可有脓。牙周袋深度≤6 mm,附着丧失 3～4 mm,X 线片显示牙槽骨水平型或角型吸收超过根长的 1/3,但不超过根长的 1/2。牙齿可能有轻度松动,多根牙的根分叉区可能有轻度病变。

重度:炎症较明显或发生牙周脓肿。牙周袋>6 mm,附着丧失≥5 mm,X 线片示牙槽骨吸收超过根长的 1/2,多根牙有根分叉病变,牙多有松动。

慢性牙周炎患者除有上述特征外,晚期常可出现其他伴发症状。①牙松动、移位和龈乳头退缩,可造成食物嵌塞。②牙周支持组织减少,造成继发性合创伤。③牙龈退缩使牙根暴露,对温度敏感,并容易发生根面龋,在前牙还会影响美观。④深牙周袋内脓液引流不畅时,或身体抵抗力降低时,可发生急性牙周脓肿。⑤深牙周袋接近根尖时,可引起逆行性牙髓炎。⑥牙周袋溢脓和牙间隙内食物嵌塞,可引起口臭。

(二)诊断特征

(1)多为成年人,也可见于儿童或青少年。

(2)有明显的菌斑、牙石及局部刺激因素,且与牙周组织的炎症和破坏程度比较一致。

(3)根据累及的牙位数,可进一步分为局限性(<30%位点)和广泛型(>30%);根据牙周附着丧失的程度,可分为轻度(AL 1～2 mm)、中度(AL 3～4 mm)、和重度(AL≥5 mm)。

(4)患病率和病情随年龄增大而加重,病情一般缓慢进展而加重,也可间有快速进展的活动期。

(5)全身一般健康,也可有某些危险因素,如吸烟、精神压力、骨质疏松等。

中度以上的慢性牙周炎诊断并不困难,但早期牙周炎与牙龈炎的区别不甚明显,须通过仔细检查而及时诊断,以免贻误正确的治疗(表3-1)。

表 3-1　牙龈炎和早期牙周炎的鉴别要点

鉴别要点	牙龈炎	早期牙周炎
牙龈炎症	有	有
牙周袋	假性牙周袋	真性牙周袋
附着丧失	无	有,能探到釉牙骨质界
牙槽骨吸收	无	嵴顶吸收,或硬骨板消失
治疗结果	病变可逆,牙龈组织恢复正常	炎症消退,病变静止,但已破坏的支持组织难以完全恢复正常

在确诊为慢性牙周炎后,还应通过仔细的病史询问和必要的检查,发现患者有无牙周炎的易感因素,如全身疾病、吸烟等,并根据病情确定其严重程度、目前牙周炎是否为活动期等,并据此制订针对性的治疗计划和判断预后。

(三)治疗原则

慢性牙周炎早期治疗的效果较好,能使病变停止进展,牙槽骨有少量修复。只要患者能认真清除菌斑并定期复查,则疗效能长期保持。治疗应以消除菌斑、牙石等局部刺激因素为主,辅以手术等方法。由于口腔内各个牙的患病程度和病因刺激物的多少不一致,必须针对每个患牙的具体情况,制订全面的治疗计划。

1.局部治疗

(1)控制菌斑:菌斑是牙周炎的主要病原刺激物,而且清除之后还会不断在牙面堆积。因此必须向患者进行细致地讲解和指导,使其充分理解坚持不懈地清除菌斑的重要性。此种指导应贯穿于治疗的全过程,每次就诊时均应检查患者菌斑控制的程度,并做记录。有菌斑的牙面占全部牙面的20%以下才算合格。牙周炎在龈上牙石被刮除以后,如菌斑控制方法未被掌握,牙石重新沉积的速度是很快的。

(2)彻底清除牙石,平整根面:龈上牙石的清除称为洁治术,龈下牙石的清除称为龈下刮治或深部刮治。龈下刮治除了刮除龈下石外,还须将暴露在牙周袋内的含有大量内毒素的病变牙骨质刮除,使根面平整而光滑。根面平整使微生物数量大大减少,并搅乱了生物膜的结构,改变了龈下的环境,使细菌不易重新附着。牙龈结缔组织有可能附着于根面,形成新附着。

经过彻底的洁治和根面平整后,临床上可见牙龈的炎症和肿胀消退,出血和溢脓停止,牙周袋变浅、变紧。袋变浅是由于牙龈退缩及袋壁胶原纤维的新生,牙龈变得致密,探针不再穿透结合上皮进入结缔组织内,也可能有新的结缔组织附着于根面。洁治和刮治术是牙周炎的基础治疗,任何其他治疗手段只应作为基础治疗的补充手段。

(3)牙周袋及根面的药物处理:大多数患者在根面平整后,组织能顺利愈合,不需药物处理。对一些炎症严重、肉芽增生的深牙周袋,在刮治后可用药物处理袋壁。必要时可用复方碘液,它有较强的消炎、收敛作用,注意避免烧灼邻近的黏膜。

近年来,牙周袋内局部放置缓释型的抗菌药物取得了较好的临床效果,药物能较长时间停留于牙周袋内,起到较好的疗效。可选用的药物如甲硝唑、四环素及其同族药物如米诺环素、氯己定(洗必泰)等。有人报道,用含有上述药物的凝胶或溶液冲洗牙周袋,袋内的微生物也消失或明显减少。但药物治疗只能作为机械方法清除牙石后的辅助治疗,不能取代除石治疗。

(4)牙周手术:上述治疗后,若仍有较深的牙周袋,或根面牙石不易彻底清除,炎症不能控制,则可进行牙周手术。其优点是可以在直视下彻底刮除根面的牙石及不健康的肉芽组织,必要时还可修整牙槽骨的外形或截除患根、矫正软组织的外形等。手术后牙周袋变浅、炎症消退、骨质吸收停止,甚至可有少量骨修复。理想的手术效果是形成新附着,使牙周膜的结缔组织细胞重新在根面沉积牙骨质,并形成新的牙周膜纤维束和牙槽骨。这就是牙周组织的再生性手术,是目前临床和理论研究的热点,临床取得一定的成果,但效果有待提高。

(5)松动牙固定术:用各种材料和方法制成牙周夹板,将一组患牙与其相邻的稳固牙齿连接在一起,使𬌗力分散于一组牙上,减少了患牙承受的超重力或侧向扭转力的损害。这种固定术有利于牙周组织的修复。一般在松牙固定后,牙齿稳固、咀嚼功能改善。有些患者在治疗数月后,X线片可见牙槽骨硬骨板致密等效果。本法的缺点是,对局部的菌斑控制措施有一定的妨碍。因此,一定要从有利于菌斑控制方面改善设计,才能使本法持久应用。如果患者有缺失牙齿需要修复,而基牙或邻近的患牙因松动而需要固定,也可在可摘式义齿上设计一定的固定装置,或用制作良好的固定桥来固定松动牙。并非所有松动牙都需要固定,主要是患牙动度持续加重、影响咀嚼功能者才需要固定。

（6）调𬌗：如果 X 线片显示牙槽骨角形缺损或牙周膜增宽,就要对该牙做有无𬌗干扰的检查。如有扣诊震颤,再用蜡片法或咬合纸法查明早接触点的部位及大小,然后进行选磨。如果不能查到𬌗干扰,说明该牙目前并不存在创伤,可能是曾经有过创伤,但由于早接触点已被磨损,或由于牙周组织的自身调节,创伤已经缓解,这种情况不必做调𬌗处理。

（7）拔除不能保留的患牙：严重而无法挽救的患牙必须及早拔除,以免影响治疗和增加再感染的机会。拔牙创的愈合可使原来的牙周病变区破坏停止而出现修复性改变,这一转机对邻牙的治疗有着良好的影响。

（8）坚持维护期治疗：牙周炎经过正规治疗后,一般能取得较好的效果,但长期疗效的保持取决于是否能定期复查和进行必要的后续治疗,患者的自我菌斑控制也是至关重要的。根据患者的病情及菌斑控制的好坏来确定复查的间隔时间,每次复查均应对患者进行必要的口腔卫生指导和预防性洁治。若有病情未被控制的牙位,则应进行相应的治疗。总之,牙周炎的治疗绝非一劳永逸的,维护期治疗是保持长期疗效的关键。

2.全身治疗

慢性牙周炎除非出现急性症状,一般不需采用抗生素类药物。对严重患者可口服甲硝唑0.2 g,每天3～4 次,共服1 周,或服螺旋霉素 0.2 g,每天4 次,共服5～7 天。有些患者有慢性系统性疾病,如糖尿病、心血管疾病等,应与内科医师配合,积极治疗和控制全身疾病。成功的牙周治疗对糖尿病的控制也有积极意义。

大多数慢性牙周炎患者经过恰当的治疗后,病情可得到控制,但也有少数患者疗效很差。有报告显示,对 600 名牙周炎患者追踪观察平均 22 年后,83％患者疗效良好、13％病情加重、4％则明显恶化（人均失牙 10～23 个）。过去把后两类患者称为难治性牙周炎或顽固性牙周炎。这些患者可能有特殊的致病菌,或牙体和牙周病变的形态妨碍了彻底地清除病原刺激物。有人报告此类患者常为重度吸烟者。

二、侵袭性牙周炎

侵袭性牙周炎是一组在临床表现和实验室检查（包括化验和微生物学检查）均与慢性牙周炎有明显区别的、相对少见的牙周炎。它包含了 1989 年旧分类中的 3 个类型,即青少年牙周炎、快速进展性牙周炎和青春前期牙周炎,一度曾将这三个类型合称为早发性牙周炎。实际上这类牙周炎虽多发于年轻人,但也可见于成年人。本病一般来说发展较迅猛,但也可转为间断性的静止期,而且临床上对进展速度也不易判断。因此在1999年的国际研讨会上建议更名为侵袭性牙周炎。

(一)侵袭性牙周炎的危险因素

对侵袭性牙周炎的病因尚未完全明了,大量的病因证据主要源于过去对青少年牙周炎的研究结果。现认为某些特定微生物的感染及机体防御能力的缺陷是引起侵袭性牙周炎的主要因素。

1.微生物

大量的研究表明伴放线菌嗜血菌是侵袭性牙周炎的主要致病菌,其主要依据如下。

(1)从局限性青少年牙周炎患牙的龈下菌斑中可分离出伴放线菌嗜血菌,阳性率高达90%~100%,而同一患者口中的健康牙或健康人则检出率明显得低(<20%),慢性牙周炎患者伴放线菌嗜血菌的检出率也低于局限性青少年牙周炎。但也有些学者(尤其是中国和日本)报告未能检出伴放线菌嗜血菌,或是所检出的伴放线菌嗜血菌为低毒性株,而主要分离出牙龈卟啉单胞菌、腐蚀艾肯菌、中间普氏菌、具核梭杆菌等。这可能是重症患者的深牙周袋改变了微生态环境,使一些严格厌氧菌成为优势菌,而伴放线菌嗜血菌不再占主导,也可能确实存在着种族和地区的差异。广泛型侵袭性牙周炎的龈下菌群主要为牙龈卟啉单胞菌、福赛拟杆菌、腐蚀艾肯菌等。也有学者报告,在牙周健康者和儿童口腔中也可检出伴放线菌嗜血菌,但占总菌的比例较低。

(2)伴放线菌嗜血菌产生多种对牙周组织有毒性和破坏作用的毒性产物,例如白细胞毒素,能损伤乃至杀死中性粒细胞和单核细胞,并引起动物的实验性牙周炎。伴放线菌嗜血菌表面的膜泡脱落可使毒素播散,还产生上皮毒素、骨吸收毒素、细胞坏死膨胀毒素和致凋亡毒素等。

(3)引发宿主的免疫反应:局限性侵袭性牙周炎患者的血清中有明显升高的抗伴放线菌嗜血菌抗体,牙龈局部和龈沟液内也产生大量的特异抗体甚至高于血清水平,说明这种免疫反应发生于牙龈局部。伴放线菌嗜血菌产生的内毒素可激活上皮细胞、中性粒细胞、成纤维细胞和单核细胞产生大量的细胞因子,引发炎症反应。

(4)牙周治疗可使伴放线菌嗜血菌量明显减少或消失,当病变复发时,该菌又复出现。有人报告,由于伴放线菌嗜血菌能入侵牙周组织,单纯的机械治疗不能消除伴放线菌嗜血菌,临床疗效欠佳,口服四环素后,伴放线菌嗜血菌消失,临床疗效转佳。

近年来有些学者报告,从牙周袋内分离出病毒、真菌甚至原生动物,可能与牙周病有关。

2.全身背景

(1)白细胞功能缺陷:已有大量研究证明本病患者有周缘血的中性粒细胞和/或单核细胞的趋化功能降低。有的学者报告,吞噬功能也有障碍,这种缺陷带有家族性,患者的同胞中有的也可患侵袭性牙周炎,或虽未患牙周炎,却也有白细胞功能缺陷。但侵袭性牙周炎患者的白细胞功能缺陷并不导致全身其他部位的感染性疾病。

(2)产生特异抗体:研究还表明与伴放线菌嗜血菌的糖类抗原发生反应的抗体主要是 IgG_2 亚类,在局限性侵袭性牙周炎患者中水平升高,而广泛性侵袭性牙周炎则缺乏此亚类。提示 IgG_2 抗体起保护作用,可阻止病变的扩散。

(3)遗传背景:本病常有家族聚集现象,也有种族易感性的差异,本病也可能有遗传背景。

(4)牙骨质发育异常:有少量报道,发现局限性青少年牙周炎患者的牙根尖而细,牙骨质发育不良,甚至无牙骨质,不仅已暴露于牙周袋内的牙根如此,在其根方尚未发生病变处的牙骨质也有发育不良。说明这种缺陷不是疾病的结果,而是发育中的问题。国内有报告侵袭性牙周炎患者发生单根牙牙根形态异常的概率高于牙周健康者和慢性牙周炎患者;有牙根形态异常的牙,其牙槽骨吸收重于形态正常者。

3.环境和行为因素

吸烟的量和时间是影响年轻人牙周破坏范围的重要因素之一。吸烟的广泛型侵袭性牙周炎患者比不吸烟的广泛型侵袭性牙周炎患者患牙数多、附着丧失量也多。吸烟对局限型患者的影响较小。口腔卫生的好坏也对疾病有影响。

总之,现代的观点认为牙周炎不是由单一种细菌引起的,而是多种微生物共同和相互作用。高毒性的致病菌是必需的致病因子,而高易感性宿主的防御功能低下和/或过度的炎症反应所导致牙周组织的破坏是发病的重要因素,吸烟、遗传基因等调节因素也可能起一定的促进作用。

(二)组织病理学改变

侵袭性牙周炎的组织学变化与慢性牙周炎无明显区别,均以慢性炎症为主。免疫组织化学研究发现,本病的牙龈结缔组织内也以浆细胞浸润为主,但其中产生 IgA 的细胞少于慢性牙周炎者,游走到袋上皮内的中性粒细胞数目也较少,这两种现象可能是细菌易于入侵的原因之一。电镜观察到在袋壁上皮、牙龈结缔组织甚至牙槽骨的表面可有细菌入侵,主要为革兰氏阴性菌及螺旋体。近年还有学者报告,中性粒细胞和单核细胞对细菌的过度反应,密集的白细胞浸润及过量的细胞因子和炎症介质表达,可能导致严重的牙周炎症和破坏。

(三)临床表现

根据患牙的分布可将侵袭性牙周炎分为局限型和广泛型。局限型大致相当于过去的局限型青少年牙周炎,广泛型相当于过去的弥漫型青少年牙周炎和快速进展性牙周炎。局限型侵袭性牙周炎和广泛型侵袭性牙周炎的临床特征有相同之处,也各有其不同处。在我国,典型的局限型侵袭性牙周炎较为少见,这一方面可能由于患者就诊较晚,病变已蔓延至全口多个牙,另一方面可能有种族背景。

1.快速进展的牙周组织破坏

快速的牙周附着丧失和骨吸收是侵袭性牙周炎的主要特点。严格来说,"快速"的确定应依据在两个时间点所获得的临床记录或 X 线片来判断,然而此种资料不易获得。临床上常根据"严重的牙周破坏发生在较年轻的患者"来作出快速进展的判断。有人估计,本型患者的牙周破坏速度比慢性牙周炎快 3~4 倍,患者常在 20 岁左右即已须拔牙或牙自行脱落。

2.年龄与性别

本病患者一般年龄较小,发病可始于青春期前后,因早期无明显症状,患者就诊时常在 20 岁左右。有学者报告,广泛型的平均年龄大于局限型患者,一般也在 30 岁以下,但也可发生于 35 岁以上的成年人。女性多于男性,但也有人报告年幼者以女性为多,稍长后性别无差异。

3.口腔卫生情况

本病一个突出的表现是局限型患者的菌斑、牙石量很少,牙龈表面的炎症轻微,但却已有深牙周袋,牙周组织破坏程度与局部刺激物的量不成比例。牙龈表面虽然无明显炎症,实际上在深袋部位是有龈下菌斑的,而且袋壁也有炎症和探诊后出血。广泛型的菌斑、牙石量因人而异,多数患者有大量的菌斑和牙石,也可很少。牙龈有明显的炎症,呈鲜红色,并可伴有龈缘区肉芽性增殖,易出血,可有溢脓,晚期还可以发生牙周脓肿。

4.好发牙位

1999 年新分类法规定,局限型侵袭性牙周炎的特征是"局限于第一恒磨牙或切牙的邻面有附着丧失,至少波及两个恒牙,其中一个为第一磨牙。其他患牙(非第一磨牙和切牙)不超过两个"。换言之,典型的患牙局限于第一恒磨牙和上下切牙,多为左右对称。X线片可见第一磨牙的近远中均有垂直型骨吸收,形成典型的"弧形吸收"(图 3-1),在切牙区多为水平型骨吸收。但早期的患者不一定波及所有的切牙和第一磨牙。广泛型的特征为"广泛的邻面附着丧失,侵犯第一磨牙和切牙以外的牙数在三颗以上"。也就是说,侵犯全口大多数牙。

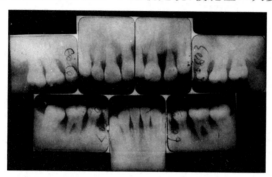

图 3-1 局限型侵袭性牙周炎的 X 线影像第一恒磨牙处牙槽骨的弧形吸收

5.家族聚集性

家族中常有多人患本病,患者的同胞有 50% 患病机会。其遗传背景可能与白细胞功能缺陷有关,也有人认为是 X 连锁性遗传或常染色体显性遗传等。但也有一些学者认为是牙周致病菌在家族中的传播所致。临床上并非每位侵袭性牙周炎患者均有家族史。

6.全身情况

侵袭性牙周炎患者一般全身健康,无明显的系统性疾病,但部分患者具有中性粒细胞和/或单核细胞的功能缺陷。多数患者对常规治疗,如刮治和全身药物治疗,有明显的疗效,但也有少数患者经任何治疗都效果不佳,病情迅速加重直至牙齿丧失。

广泛型和局限型究竟是两个独立的类型,抑或广泛型侵袭性牙周炎是局限型发展和加重的结果,尚不肯定。但有不少研究结果支持两者为同一疾病不同阶段的观点。①年幼者以局限型较多,而年长者患牙数目增多,以广泛型为多。②局限型患者血清中的抗伴放线菌嗜血菌特异抗体水平明显地高于广泛型患者,起保护作用的 IgG_2 亚类水平也高于广泛型。③有些广泛型侵袭性牙周炎患者的第一磨牙和切牙病情较重,且有典型的"弧形吸收"影像,提示这些患者可能由局限型病变发展而来。

(四)诊断特点

本病应抓住早期诊断这一环,因患者初起时无明显症状,待就诊时多已为晚期。如果一名青春期前后的年轻患者,菌斑、牙石等刺激物不多,炎症不明显,但发现有少数牙松动、移位或邻面深袋,局部刺激因子与病变程度不一致等,则应引起重视。重点检查切牙及第一磨牙邻面,并拍摄 X 线片,殆翼片有助于发现早期病变。有条件时,可做微生物学检查,发现伴放线菌嗜血菌或大量的牙龈卟啉单胞菌,或检查中性多形核白细胞有无趋化和吞噬功能的异常,若为阳性,对诊断本病十分有利。早期诊断及治疗对保留患牙和控制病情极为重要。对于侵袭性牙周炎患者的同胞进行牙周检查,有助于早期发现其他患者。

临床上常以年龄(35 岁以下)和全口大多数牙的重度牙周破坏,作为诊断广泛型侵袭性牙周炎的标准,也就是说牙周破坏程度与年龄不相称。但必须明确的是,并非所有年轻患者的重度牙周炎均可诊断为侵袭性牙周炎,应先排除一些明显的局部和全身因素。①是否有严重的错殆导致咬合创伤,加速了牙周炎的病程。②是否曾接受过不正规的正畸治疗,或在正畸治疗前未认真治疗已存在的牙周病。③有无食物嵌塞、邻面龋、牙髓及根尖周病、不良修复体等局部促进因素,加重了菌斑堆积,造成牙龈的炎症和快速的附着丧失。④有无伴随的全身疾病,如未经控制的糖尿病、白细胞黏附缺陷、人类免疫缺陷病毒感染等。上述①~③的存在可以加速慢性牙周炎的牙槽骨吸收和附着丧失,如有④则应列入伴有全身疾病的牙周炎中,其治疗也不仅限于口腔科。如有条件检测患者周缘血的中性粒细胞和单核细胞的趋化及吞噬功能、血清 IgG_2 水平,或微生物学检测,则有助于诊断。有时阳性家族史也有助于诊断本病。

最近有学者提出,在有的年轻人和青少年,有个别牙齿出现附着丧失,但其他方面不符合早发性牙周炎者,可称之为偶发性附着丧失。如个别牙因咬合创伤或错殆所致的牙龈退缩、拔除智齿后第二磨牙远中的附着丧失等。这些个体可能为侵袭性牙周炎或慢性牙周炎的易感者,应密切加以复查和监测,以利早期诊断。

(五)治疗原则

1.早期治疗,防止复发

本病常导致患者早年失牙,因此特别强调早期、彻底的治疗,主要是彻底消除感染。治疗原则基本同慢性牙周炎,洁治、刮治和根面平整等基础治疗是必不可少的,多数患者对此有较好的疗效。治疗后病变转入静止期。但因为伴放线菌嗜血菌及其他细菌可入侵牙周组织,单靠机械刮治不易彻底消除入侵的细菌,有的患者还需用翻瓣手术清除组织内的微生物。本病治疗后较易复发(国外报道复发率约为 1/4),因此应加强定期的复查和必要的后续治疗。根据每位患者菌斑和炎症的控制情况,确定复查的间隔期。开始时为每 1～2 个月 1 次,半年后若病情稳定,可逐渐延长。

2.抗菌药物的应用

有报告,本病单纯用刮治术不能消除入侵牙龈中的伴放线菌嗜血菌,残存的微生物容易重新在牙根面定植,使病变复发。因此主张全身服用抗生素作为辅助疗法。国外主张使用四环素0.25 g,每天 4 次,共服 2～3 周。也可用小剂量多西环素(强力霉素),50 mg,每天 2 次。这两种药除有抑菌作用外,还有抑制胶原酶的作用,可减少牙周组织的破坏。近年来还主张在龈下刮治后口服甲硝唑和阿莫西林,两者合用效果优于单一用药。在根面平整后的深牙周袋内放置缓释的抗菌制剂,如甲硝唑、米诺环素、氯己定等,也有良好疗效。文献报道,可减少龈下菌斑的重新定植,减少病变的复发。

3.调整机体防御功能

宿主对细菌感染的防御反应在侵袭性牙周炎的发病和发展方面起重要的作用。近年来人们试图通过调节宿主的免疫和炎症反应过程来减轻或治疗牙周炎。例如多西环素可抑制胶原酶,非甾体抗炎药(NSAID)可抑制花生四烯酸产生前列腺素,阻断和抑制骨吸收,这些均有良好的前景。中医学强调全身调理,国内有些学者报告用六味地黄丸为基础的固齿丸(膏),在牙周基础治疗后服用数月,可提高疗效和明显减少复发率。服药后,患者的白细胞趋化和吞噬功能及免疫功能也有所改善。吸烟是牙周炎的危险因素,应劝患者戒烟。还应努力发现和调整其他全身因素及宿主防御反应方面的缺陷。

4.综合治疗

在病情不太重而有牙移位的患者,可在炎症控制后,用正畸方法将移位的牙复位排齐,但正畸过程中务必加强菌斑控制和牙周病情的监控,加力也宜轻缓。牙体或牙列的修复也要注意应有利于菌斑控制。

总之,牙周炎是一组临床表现为慢性炎症和支持组织破坏的疾病,它们都是感染性疾病,有些人长期带菌却不发病,而另一些人却发生牙龈炎或牙周炎。牙周感染与身体其他部位的慢性感染有相同之处,但又有其独特之处,主要由牙体、牙周组织的特点所决定。龈牙结合部直接暴露在充满各种微生物的口腔环境中,细菌生物膜长期不断地定植于表面坚硬且不脱落的牙面上,又有丰富的来自唾液和龈沟液的营养。牙根及牙周膜、牙槽骨则是包埋在结缔组织内,与全身各系统及组织有密切的联系,宿主的防御系统能达到牙周组织的大部分,但又受到一定的限制。这些都决定着牙周炎的慢性、不易彻底控制、容易复发、与全身情况有双向影响等特点。

牙周炎是多因素疾病,决定着发病与否和病情程度的因素有微生物的种类、毒性和数量;宿主对微生物的应战能力;环境因素(如吸烟、精神压力等);某些全身疾病和状况的影响(如内分泌、遗传因素)等。有证据表明牙周炎也是一个多基因疾病,不是由单个基因所决定的。

牙周炎在临床上表现为多类型。治疗主要是除去菌斑及其他促进因子,但对不同类型、不同阶段的牙周炎及其并发病变,需要使用多种手段(非手术、手术、药物、正畸、修复等)的综合治疗。

牙周炎的治疗并非一劳永逸的,而需要终身维护和必要的重复治疗。最可庆幸和重要的一点是,牙周炎和牙龈炎都是可以预防的疾病,通过公众自我保护意识的加强、防治条件的改善及口腔医务工作者不懈的努力,牙周病是可以被消灭和控制的。

三、反映全身疾病的牙周炎

属于本范畴的牙周炎主要有两大类,即血液疾病(白细胞数量和功能的异常、白血病等)和某些遗传性疾病。以下介绍一些较常见而重要的全身疾病在牙周组织的表现。

(一)掌跖角化-牙周破坏综合征

本病特点是手掌和足跖部的皮肤过度角化,牙周组织严重破坏。有的患者还伴有硬脑膜的钙化。患者全身一般健康,智力正常。本病罕见,患病率为1%～4%。

1.临床表现

皮损及牙周病变常在 4 岁前共同出现,有人报告,可早在出生后 11 个月。皮损包括手掌、足底、膝部及肘部局限的过度角化、鳞屑、皲裂,有多汗和臭汗。约有 1/4 患者易有身体他处感染。牙周病损在乳牙萌出不久即可发生,深牙周袋炎症严重,溢脓、口臭,骨质迅速吸收,在 5～6 岁时乳牙即相继脱落,创口愈合正常。待恒牙萌出后又发生牙周破坏,常在 10 多岁时自行脱落或拔除。有的患者第三磨牙也会在萌出后数年内脱落,有的则报告第三磨牙不受侵犯。

2.病因

(1)本症的菌斑成分与成人牙周炎的菌斑较类似,而不像侵袭性牙周炎。在牙周袋近根尖区域有大量的螺旋体,在牙骨质上也黏附有螺旋体。有人报告,患者血清中有抗伴放线菌嗜血菌的抗体,袋内可分离出该菌。

(2)本病为遗传性疾病,属于常染色体隐性遗传。父母不患该症,但可能为血缘婚姻(约占23%),双亲必须均携带常染色体基因才使其子女患本病。患者的同胞中也可有患本病者,男女患病机会均等。有人报告本病患者的中性粒细胞趋化功能异常。

3.病理

与慢性牙周炎无明显区别。牙周袋壁有明显的慢性炎症,主要为浆细胞浸润,袋壁上皮内几乎见不到中性粒细胞。破骨活动明显,成骨活动很少。患牙根部的牙骨质非常薄,有时仅在根尖区存在较厚的有细胞的牙骨质。X线片见牙根细而尖,表明牙骨质发育不良。

4.治疗原则

对于本病,常规的牙周治疗效果不佳,患牙的病情常持续加重,直至全口拔牙。近年来有人报告,对幼儿可将拔除全部乳牙,当恒切牙和第一恒磨牙萌出时,再口服10~14天抗生素,可防止恒牙发生牙周破坏。若患儿就诊时已有恒牙萌出或受累,则将严重患牙拔除,重复多疗程口服抗生素,同时进行彻底的局部牙周治疗,每2周复查和洁治1次,保持良好的口腔卫生。在此情况下,有些患儿新萌出的恒牙可免于罹病。这种治疗原则的出发点是基于本病是伴放线菌嗜血菌或某些致病微生物的感染,而且致病菌在牙齿刚萌出后即附着于该牙面。在关键时期(如恒牙萌出前)拔除一切患牙,创造不利于致病菌生存的环境,以防止新病变的发生。这种治疗原则取得了一定效果,但患者尚少,仍须长期观察,并辅以微生物学研究。患者的牙周炎控制或拔牙后,皮损仍不能痊愈,但可略减轻。

(二)Down 综合征

本病又名先天愚型,或染色体21-三体综合征,为一种由染色体异常所引起的先天性疾病。一型是典型的染色体第21对三体病,有47个染色体,另一型为只有23对染色体,第21对移到其他染色体上。本病可有家族性。

患者有发育迟缓和智力低下。约一半患者有先天性心脏病,约15%患儿于1岁前夭折。患者面部扁平、眶距增宽、鼻梁低宽、颈部短粗,常有上颌发育不足、萌牙较迟、错𬌗畸形、牙间隙较大、系带附着位置过高等。几乎100%患者均有严重的牙周炎,且其牙周破坏程度远超过菌斑、牙石等局部刺激物的量。本病患者的牙周破坏程度重于其他非先天愚型的弱智者。全口牙齿均有深牙周袋及炎症,下颌前牙较重,有时可有牙龈退缩。病情迅速加重,有时可伴坏死性龈炎。乳牙和恒牙均可受累。

患者的龈下菌斑微生物与一般牙周炎患者并无明显区别。有人报告,产黑色素普雷沃菌群增多。牙周病情的快速恶化可能与中性粒细胞的趋化功能低下有关,也有报告白细胞的吞噬功能和细胞内杀菌作用也降低。

本病无特殊治疗,彻底的常规牙周治疗和认真控制菌斑,可减缓牙周破坏。但由于患儿智力低下,常难以坚持治疗。

(三)糖尿病

糖尿病是与多种遗传因素有关的内分泌异常。由于胰岛素的生成不足、功能不足或细胞表面缺乏胰岛素受体等机制,产生胰岛素抵抗,患者的血糖水平升高,糖耐量降低。糖尿病与牙周病在我国的患病率都较高,两者都是多基因疾病,都有一定程度的免疫调节异常

1999 年的牙周病分类研讨会上,专家们认为糖尿病可以影响牙周组织对细菌的反应性。他们把"伴糖尿病的牙龈炎"列入"受全身因素影响的菌斑性牙龈病"中,然而在"反映全身疾病的牙周炎"中却未列入糖尿病。在口腔科临床上看到的大多为 2 型糖尿病患者,他们的糖尿病主要影响牙周炎的发病和严重程度。尤其是血糖控制不良的患者,其牙周组织的炎症较重,龈缘红肿呈肉芽状增生,易出血和发生牙周脓肿,牙槽骨破坏迅速,导致深袋和牙松动,牙周治疗后也较易复发。血糖控制后,牙周炎的情况会有所好转。有学者提出将牙周炎列为糖尿病的第六并发症(其他并发症为肾病变、神经系统病变、视网膜病变、大血管病变、创口愈合缓慢)。文献表明,血糖控制良好的糖尿病患者,其对基础治疗的疗效与无糖尿病的、牙周破坏程度相似的患者无明显差别。近年来国内外均有报道,彻底有效的牙周治疗不仅使牙周病变减轻,还可使糖尿病患者的糖化血红蛋白(HbA1c)水平显著降低,胰岛素的用量可减少,龈沟液中的弹力蛋白酶水平下降。这从另一方面支持牙周炎与糖尿病的密切关系。但也有学者报告,除牙周基础治疗外,还需全身或局部应用抗生素,才能使糖化血红蛋白含量下降。

(四)艾滋病

1.临床表现

1987 年,Winkler 等首先报告艾滋病患者的牙周炎,患者在 3～4 个月牙周附着丧失可达 90%。目前认为与人类免疫缺陷病毒有关的牙周病损主要有 2 种。

(1)线形牙龈红斑。在牙龈缘处有明显的、鲜红的、宽2~3 mm的红边,在附着龈上可呈瘀斑状,极易出血。此阶段一般无牙槽骨吸收。现认为该病变是由白色念珠菌感染所致,对常规治疗反应不佳。对线形牙龈红斑的发生率报告不一,它有较高的诊断意义,可能为坏死性溃疡性牙周炎的前驱。但此种病损也可偶见于非人类免疫缺陷病毒感染者,需仔细鉴别。

(2)坏死性溃疡性牙周病。1999年的新分类认为尚不能肯定坏死性溃疡性牙龈炎和坏死性溃疡性牙周炎是否为两个不同的疾病,因此主张将两者统称为坏死性溃疡性牙周病。

艾滋病患者所发生的坏死溃疡性牙龈炎临床表现与非人类免疫缺陷病毒感染者十分相似,但病情较重,病势较凶。需结合其他检查来鉴别。坏死性溃疡性牙周炎则可由患者抵抗力极度低下而从坏死性溃疡性牙龈炎迅速发展而成,也可能是在原有的慢性牙周炎基础上,坏死性溃疡性牙龈炎加速和加重了病变。在人类免疫缺陷病毒感染者中坏死性溃疡性牙周炎的发生率在4%~10%。坏死性溃疡性牙周炎患者的骨吸收和附着丧失特别重,有时甚至有死骨形成,但牙龈指数和菌斑指数并不一定相应的高。换言之,在局部因素和炎症并不太重,而牙周破坏迅速,且有坏死性龈病损的特征时,应引起警惕,注意寻找其全身背景。有人报告,坏死性溃疡性牙周炎与机体免疫功能的极度降低有关,T辅助细胞(CD4$^+$)的计数与附着丧失程度呈负相关。正常人的CD4$^+$计数为$(6\sim10)\times10^8/L$,而艾滋病合并坏死性溃疡性牙周炎的患者则明显降低,可达$10^8/L$以下,此种患者的短期病死率较高。严重者还可发展为坏死性溃疡性口炎。

艾滋病在口腔黏膜的表现还有毛状白斑、白色念珠菌感染、复发性口腔溃疡等,晚期可发生Kaposi肉瘤,其中约有一半可发生在牙龈上,必要时可做病理检查以证实。

如上所述,线形牙龈红斑、坏死性溃疡性牙龈炎、坏死性溃疡性牙周炎、白色念珠菌感染等均可发生于正常的无人类免疫缺陷病毒感染者,或其他免疫功能低下者。因此不能仅凭上述临床表征就作出艾滋病的诊断。口腔科医师的责任是提高必要的警惕,对可疑的患者进行恰当和必要的化验检查,必要时转诊。

2.治疗原则

坏死性牙龈炎和坏死性牙周炎患者均可按常规的牙周治疗,如局部清除牙石和菌斑,全身给以抗菌药,首选为甲硝唑200 mg,每天3~4次,共服5~7天,它比较不容易引起继发的真菌感染,还需使用0.12%~0.2%的氯己定含漱液,它对细菌、真菌和病毒均有杀灭作用。治疗后疼痛常可在24~36小时消失。线形牙龈红斑对常规牙周治疗的反应较差,难以消失,常需全身使用抗生素。

四、根分叉病变

根分叉病变是牙周炎的伴发病损,指病变波及多根牙的根分叉区,可发生于任何类型的牙周炎。下颌第一磨牙患病率最高,上颌前磨牙最低。

(一)病因

(1)本病只是牙周炎发展的一个阶段,菌斑仍是其主要病因。只是由于根分叉区一旦暴露,该处的菌斑控制和牙石的清除比较困难,使病变加速或加重发展。

(2)殆创伤是本病的一个加重因素,因为根分叉区是对殆力敏感的部位,一旦牙龈的炎症进入该区,组织的破坏会加速进行,常造成凹坑状或垂直型骨吸收。尤其是病变局限于一个牙齿或单一牙根时,更应考虑殆创伤的因素。

(3)解剖因素:约40%的多根牙在牙颈部有釉突,有的可伸进分叉区,在该处易形成病变。约有75%的牙齿,其根分叉距釉牙骨质界较近,一旦有牙周袋型成,病变很容易扩延到根分叉区。在磨牙的髓室底常有数目不等的副根管,可使牙髓的炎症和感染扩散到根分叉区。尤其在患牙的近远中侧牙槽骨完整,病变局限于分叉区者,更应考虑此因素。

(二)病理

根分叉区的组织病理改变并无特殊性。牙周袋壁有慢性炎症,骨吸收可为水平型或垂直型,邻近部位可见不同程度的骨质修复。牙根表面有牙石、菌斑,也可见到有牙根吸收或根面龋。

(三)临床表现

根分叉区可能直接暴露于口腔,也可被牙周袋所遮盖,须凭探诊来检查。除用牙周探针探查该处的牙周袋深度外,还需用弯探针水平方向地探查分叉区病变的程度。Glickman 提出根据病变程度可分为四度。

1.一度

牙周袋深度已到达根分叉区,探针可探到根分叉外形,但分叉内的牙槽骨没有明显破坏,弯探针不能进入分叉区。X线片上看不到骨质吸收(图3-2)。

2.二度

分叉区的骨吸收仅局限于颊侧或舌侧,或虽然颊、舌侧均已有吸收,却尚未相通。X线片显示该区仅有牙周膜增宽,或骨质密度略减低。根据骨质吸收的程度,又可将二度病变分为早期和晚期。早期二度为探针水平方向探入根分叉的深度小于 3 mm,或未超过该牙颊舌径的 1/2;晚期二度病变则探针水平探入超过 3 mm,或超过颊舌径的 1/2,但不能与对侧相通,也就是说,分叉区尚有一部分骨间隔存在(图 3-3)。

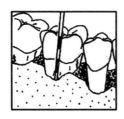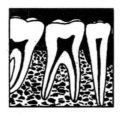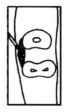

图 3-2　一度分叉区病损

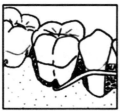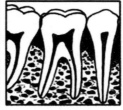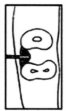

早期二度分叉病根

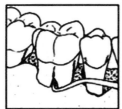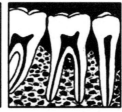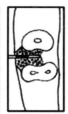

晚期二度分叉病根

图 3-3　二度分叉区病损

3.三度

病变波及全部根分叉区,根间牙槽骨全部吸收,探针能通过分叉区,但牙龈仍覆盖分叉区。X线片见该区骨质消失呈透射区(图 3-4)。

4.四度

病变波及全部根分叉区,根间骨间隔完全破坏,牙龈退缩而使分叉区完全开放而能直视(图 3-5)。

以上分度方法同样适用于上颌的 3 根分叉牙。但由于 3 根分叉牙在拍 X 线片时牙根重叠,因而影像模糊不清。临床检查时可用弯探针从腭侧进入,探查近中分叉及远中分叉是否尚有骨质存在,或已完全贯通。利用此法来辨别是二度或三度病损。但这些检查都只能探查水平向的根分叉骨缺损。

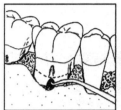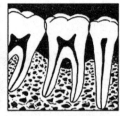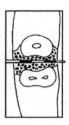

图 3-4　三度分叉区病损

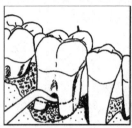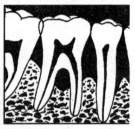

图 3-5　四度分叉区病损

　　X 线片在根分叉病变的诊断中只能起辅助作用,实际病变总是比 X 线片所显示的要严重些。这是由影像重叠、投照角度不同及骨质破坏形态复杂所造成的。当见到分叉区已有牙周膜增宽的黑线,或骨小梁略显模糊时,临床上已肯定有二度以上的病变,应仔细检查。当磨牙的某一个牙根有明显的骨吸收时,也应想到根分叉区可能已受波及。

　　根分叉区易于存积菌斑,故此处牙周袋常有明显的炎症或溢脓。但也有时表面似乎正常,而袋内壁却有炎症,探诊后出血常能提示深部存在炎症。当治疗不彻底或其他原因使袋内引流不畅时,能发生急性牙周脓肿。当病变使牙根暴露或发生根面龋,或牙髓受累时,患牙常可出现对温度敏感直至自发痛等症状。早期牙齿尚不松动,晚期牙齿松动。

　　(四)治疗原则

　　根分叉区病变的治疗原则与单根牙病变基本一致,但由于分叉区的解剖特点,如分叉的位置高低;两根(或 3 根)之间如过于靠拢,则妨碍刮治器械的进入。根面的凹槽,骨破坏形态的复杂性等因素,使分叉区的治疗难度大大提高,疗效也受到一定影响。治疗的目标有二:①消除或改善因病变所造成的缺损,形成一个有利于患者控制菌斑和长期保持疗效的局部形态。②对早期病变促使其有一定程度的新附着,这方面尚有较大难度。

对一度根分叉病变处的浅牙周袋,做彻底的龈下刮治和根面平整即可,袋深且牙槽骨形态不佳者则做翻瓣术并修整骨外形。

二度病变牙周袋较深者不宜做单纯的袋切除术,因会使附着龈丧失,且效果不持久。此时应做翻瓣术,必要时修整骨外形,并将龈瓣根向复位,使袋变浅,根分叉区得以充分外露,便于患者自我控制菌斑,防止病变复发。若牙齿、牙槽骨的形态较好,分叉区能彻底进行根面平整,则可用引导性组织再生手术加植骨术,促使分叉处新骨形成。此法为目前研究的热点。

三度和四度根分叉病变,因分叉区病变已贯通,单纯翻瓣术难以消除深袋和保持分叉区的清洁。可将病变最严重的牙根截除或用分牙术等消除分叉区,以利患者自我保持清洁。

第二节　牙　龈　炎

牙龈病指发生于牙龈组织而不侵犯深部其他牙周组织的一组疾病,其中牙龈炎最常见。几乎所有的牙龈疾病中均有慢性炎症存在,因为龈牙结合部总是存在牙菌斑及其他激惹因素。除炎症外,也可伴有增生、变性、萎缩、坏死等病理变化。在有些牙龈病中,炎症可以为原发和唯一的变化,如最常见的菌斑性龈炎;炎症也可以是后发生或伴发于某些全身因素所致的疾病,如药物性牙龈增生常因伴有菌斑引起的炎症而加重;有些全身情况本身并不引起牙龈疾病,但它们可改变机体对微生物的反应性,从而促发或加重牙龈的炎症,如妊娠期的牙龈炎。

一、慢性缘龈炎

慢性缘龈炎是局限于边缘龈和龈乳头的慢性炎症性疾病,无结缔组织附着丧失,没有明显的骨质破坏,X线诊断结果通常为阴性。

患者自觉症状不明显,常有刷牙、咀嚼、吮吸等引起牙龈出血的现象。最早的临床改变是牙龈颜色由粉红转为亮红,龈乳头变钝或轻度水肿。进一步发展,颜色改变更明显,患处牙龈充血发红,变为深红色乃至紫红色,表面光亮水肿,点彩消失,质地松软,龈缘变厚、圆钝,不再与牙面贴附,龈沟液的分泌增加。龈沟一般较浅,不超过 2 mm,但有的部位由于牙龈的炎性肿胀,龈沟加深,此时龈沟底仍位于釉牙骨质界的冠方,附着上皮并无根向移位。加深了的龈沟与发生炎性反应的龈组织一起合称为龈袋。在龈炎中,袋的形成是由于牙龈的增生,而不是袋底的根方移位,因此称为假性牙周袋。袋上皮可有溃疡或糜烂,触诊易出血。病变范围可以是全口的边缘龈和龈乳头,也可能只影响局部牙龈。一般以前牙区最为明显,其次为上后牙颊侧及下后牙舌侧,常常在相应部位有菌斑、牙石、软垢堆积。

慢性缘龈炎是持续的、长期存在的牙龈炎症。在程度上起伏波动,常常是可复性的。组织破坏和修复同时或交替出现,破坏与修复的相互作用影响了牙龈的临床外观,因此牙龈的颜色可表现为淡红、深红或紫红色。牙龈的颜色还与上皮组织角化程度、血管密度、扩张血管周围纤维结缔组织的量、血流量及局部血液循环障碍的严重程度相关。牙龈的外形也取决于组织破坏与修复的相互作用。纤维组织大量破坏,牙龈质地软;当修复反应产生大量纤维组织,有时甚至是过量的纤维组织时,牙龈质地较硬、边缘宽而钝。因此,龈缘变钝可能是因为水肿,也可能是因为纤维增生。另外,如果牙龈组织较薄,炎症反应可能导致牙龈退缩,胶原丧失,探诊龈沟深度变浅甚至为零。

显微镜下可见菌斑及钙化沉积物沉积于牙面,并与沟内上皮相接触,龈组织内有大量浆细胞、淋巴细胞及中性粒细胞浸润,牙龈纤维组织被溶解,有时可见纤维结缔组织增生成束。结合上皮及龈上皮均增生,白细胞迁移出血管,穿过结合上皮进入龈沟。发炎的牙龈血管扩张,血管周围可见炎性细胞。超微结构的研究显示,上皮细胞的细胞间隙增大,部分细胞间联合被破坏,有时淋巴细胞和浆细胞均会进入增大了的细胞间隙。牙龈内血管周围纤维组织溶解,炎症区成纤维细胞显示退行性改变,包括明显的胞质水肿、内质网减少、线粒体的嵴减、胞质膜破裂等。这些细胞病理改变常伴随淋巴细胞的活性增高,在龈炎初期,血管周围纤维组织的丧失更易于在电镜下发现,淋巴细胞、浆细胞在胶原纤维破坏处大量存在,肥大细胞、中性白细胞、巨噬细胞也常见。

龈炎的这些改变被认为是菌斑内抗原及趋化因子造成的宿主反应。通常情况,炎症和免疫反应对宿主起到保护作用,然而在一定条件下,炎症和免疫反应也可造成宿主的损害。

在发病因子中,菌斑诱导的效应机制是龈炎病理发生的主要原因,尤其是靠近牙龈边缘处的龈上菌斑及龈下菌斑。在牙龈健康部位,龈上菌斑薄而稀疏,主要含有革兰氏阳性球菌和丝状菌,其中以革兰氏阳性放线菌居多,研究发现引起龋病的菌斑细菌与引起龈炎的菌斑细菌不一样,附着在牙冠上的菌斑主要含有能合成葡聚糖的链球菌,而附着在牙颈部的菌斑主要含有能合成果聚糖的链球菌。随着菌斑的成熟,菌斑增厚,细菌数量增多,并逐渐有革兰氏阴性菌定植,如韦荣球菌、类杆菌、纤毛菌等,但从总的比例来看,仍然是革兰氏阳性球菌、杆菌和丝状菌占优势。在近龈缘的成熟龈上菌斑的外表面上,常见到细菌聚集成"玉米棒"样或"谷穗"状,研究证实其中心为革兰氏阳性丝状菌,如颊纤毛菌、放线菌,表面附着较多的球菌,如链球菌、韦荣球菌。龈下菌斑厚度和细菌数目明显增加,在龈炎初期,由正常的革兰氏阳性球菌为主变为以革兰氏阴性杆菌为主,其中的黏性放线菌可能发挥着重要作用。在实验性龈炎形成过程中,菌斑中的黏性放线菌数量明显增多,比例增加,且发生在临床炎症症状出现之前。黏性放线菌借助菌毛与合成的果聚糖,可黏附于牙面,与变形链球菌有共同凝集的作用,产生种间黏合,聚集成菌斑,在动物实验中,黏性放线菌可造成田鼠牙周的破坏。由人类中分离的黏性放线菌已证实可造成人类和啮齿动物实验性牙周损害和根面龋。一般认为黏性放线菌是早期龈炎的主要致病菌之一,与龈组织的血管扩张充血、牙龈出血有关。随着牙龈炎症的长期存在,龈下菌斑中革兰氏阳性球菌和杆菌比例减少,革兰氏阴性厌氧杆菌的比例增加,如具核梭杆菌、牙龈卟啉单胞菌等。

除了菌斑成分对牙龈组织的刺激以外,其他的外源性和内源性因素也影响慢性缘龈炎的临床表现及发生、发展。外源性因素常见的是组织创伤和张口呼吸,牙龈的创伤一般是由刷牙或使用牙签不当、咀嚼硬物等造成,如果创伤是短暂的,牙龈可迅速恢复正常,如果创伤反复发生或持续存在,比如下颌切牙反复创伤上颌腭侧黏膜,可能导致牙龈长期肿胀发炎,甚至发展成急性龈炎。食物嵌塞或不良牙科修复体造成的慢性创伤也很常见。张口呼吸或闭唇不全者,牙龈常肿大、流血,受损区域常常与唇外形一致。内源性因素,如不良修复体、食物嵌塞等,纠正不良习惯如张口呼吸,发炎的牙龈可以在短期内恢复正常。更重要的是教会患者正确的刷牙方法,养成刷牙习惯,防止龈炎的再次发生。

二、青春期龈炎

青春期龈炎是与内分泌有关的龈炎,在新分类中隶属于菌斑性龈病中受全身因素影响的牙龈病。

牙龈是性激素作用的靶器官。性激素波动发生在青春期、月经期、妊娠期和绝经期。女性在生理期和非生理期(如性激素替代疗法和使用性激素避孕药)

时,激素的变化可引起牙周组织的变化,尤其是已存在菌斑性牙龈炎时变化更明显。这类龈炎的特点是非特异性炎症伴有突出的血管成分,临床表现为明显的出血倾向。青春期龈炎为非特异性的慢性炎症,是青春期最常见的龈病。

(一)病因

青春期龈炎与牙菌斑和内分泌明显有关。青春期牙龈对局部刺激的反应往往加重,可能是激素(最重要的是雌激素和睾丸激素)水平高使得龈组织对菌斑介导的反应加重。不过这种激素作用是短暂的,通过口腔卫生措施可逆转。这一年龄段的人群,乳牙与恒牙的更替、牙齿排列不齐、口呼吸及戴矫治器等,造成牙齿不易清洁。加之该年龄段患者一般不注意保持良好的口腔卫生习惯,如刷牙、用牙线等,易造成菌斑的滞留,引起牙龈炎,而牙石一般较少。

成人后,即使局部刺激因素存在,牙龈的反应程度也会减轻。但要完全恢复正常必须去除这些刺激物。此外,口呼吸、不恰当的正畸治疗、牙排列不齐等也是儿童发生青春期龈炎的促进因素。青春期牙龈病的发生率和程度均增加,保持良好的口腔卫生能够预防牙龈炎的发生。

(二)临床表现

青春期发病,牙龈的变化为非特异性的炎症,边缘龈和龈乳头均可发生炎症,好发于前牙唇侧的牙间乳头和龈缘。其明显的特征:龈色红、水肿、肥大,轻刺激易出血,龈乳头肥大常呈球状突起。牙龈肥大发炎的程度超过局部刺激的程度,且易于复发。

(三)诊断

(1)青春期前后的患者。

(2)牙龈肥大发炎的程度超过局部刺激的程度。

(3)可有牙龈增生的临床表现。

(4)口腔卫生情况一般较差,可有错𬌗、正畸矫治器、不良习惯等因素存在。

(四)治疗

(1)口腔卫生指导。

(2)控制菌斑洁治,除去龈上牙石、菌斑和假性袋中的牙石。

(3)纠正不良习惯。

(4)改正不良修复体或不良矫治器。

(5)经上述治疗后仍有牙龈外形不良、呈纤维性增生者可行龈切除术和龈成形术。

（6）完成治疗后应定期复查，教会患者正确刷牙和控制菌斑的方法，养成良好的口腔卫生习惯，以防止复发。对于准备接受正畸治疗的青少年，应先治愈原有的牙龈炎，并教会他们掌握正确的控制菌斑的方法。在正畸治疗过程中，定期进行牙周检查和预防性洁治，对于牙龈炎症较重无法控制者应及时中止正畸治疗，待炎症消除、菌斑控制后继续治疗，避免对深部牙周组织造成损伤和刺激。

三、妊娠期龈炎

妊娠期龈炎是指妇女在妊娠期间，由于女性激素水平升高，原有的牙龈炎症加重，牙龈肿胀或形成龈瘤样的改变（实质并非肿瘤）。分娩后病损可自行减轻或消退。妊娠期龈炎的发生率报告不一，为 $30\%\sim100\%$。国内对上海700名孕妇的问卷调查及临床检查的研究结果显示，妊娠期龈炎的患病率为73.57%，随着妊娠时间的延长，妊娠期龈炎的患病率也提高，妊娠期龈瘤患病率为0.43%。有文献报告，孕期妇女的龈炎发生率及程度均高于产后，虽然孕期及产后的菌斑指数均无变化。

（一）病因

妊娠期龈炎与牙菌斑和患者的黄体酮水平升高有关。妊娠本身不会引起龈炎，只是由于妊娠时性激素水平的改变，原有的慢性炎症加重。因此，妊娠期龈炎的直接病因仍然是牙菌斑，此外与全身内分泌改变即体内性激素水平的变化有关。

研究表明，牙龈是雌性激素的靶器官，妊娠时雌激素水平增高，龈沟液中的雌激素水平也增高，牙龈毛细血管扩张、淤血，炎症细胞和液体渗出增多。有文献报告，雌激素和黄体酮参与调节牙龈中花生四烯酸的代谢，这两种激素刺激前列腺素的合成。妊娠时雌激素和黄体酮水平的增高影响龈上皮的角化，导致上皮屏障的有效作用降低，改变结缔组织基质，并能抑制对菌斑的免疫反应，使原有的龈炎临床症状加重。

有学者发现妊娠期龈炎患者的牙菌斑内中间普氏菌的比率增高，并与血浆中雌激素和黄体酮水平的增高有关。因此在妊娠期炎症的加重可能是由于菌斑成分的改变而不只是菌斑量的增加。分娩后，中间普氏菌的数量降至妊娠前水平，临床症状也随之减轻或消失。有学者认为黄体酮在牙龈局部的增多，为中间普氏菌的生长提供了营养物质。在口腔卫生良好且无局部刺激因素的孕妇，妊娠期龈炎的发生率和程度均较低。

（二）临床病理

组织学表现为非特异性、多血管、大量炎细胞浸润的炎症性肉芽组织。牙龈上皮增生、上皮钉突伸长,表面可有溃疡,基底细胞有细胞内和细胞间水肿。结缔组织内有大量的新生毛细血管,血管扩张充血,血管周的纤维间质水肿,伴有慢性炎症细胞浸润。有的牙间乳头可呈瘤样生长,称妊娠期龈瘤,实际并非真性肿瘤,而是发生在妊娠期的炎性血管性肉芽肿。病理特征为明显的毛细血管增生,血管间的纤维组织可有水肿及黏液性变,并有炎症细胞浸润,其毛细血管增生的程度超过了一般牙龈对慢性刺激的反应,致使牙龈乳头炎性过长而呈瘤样表现。

(三)临床表现

1.妊娠期龈炎

患者一般在妊娠前即有不同程度的牙龈炎,从妊娠2～3个月后开始出现明显症状,至8个月时达到高峰,且与黄体酮水平相一致。分娩后约2个月时,龈炎可减轻至妊娠前水平。妊娠期龈炎可发生于个别牙或全口牙龈,以前牙区为重。龈缘和龈乳头呈鲜红或暗红色,质地松软、光亮,呈显著的炎性肿胀,轻触牙龈极易出血,出血常为就诊时的主诉症状。一般无疼痛,严重时龈缘可有溃疡和假膜形成,有轻度疼痛。

2.妊娠期龈瘤

妊娠期龈瘤也称孕瘤。据报告,妊娠期龈瘤在妊娠妇女的发生率为1.8%～5%,多发生于个别牙列不齐的牙间乳头区,前牙尤其是下前牙唇侧乳头较多见。通常在妊娠第3个月,牙间乳头出现局限性反应性增生物,有蒂或无蒂、生长快、色鲜红、质松软、易出血,一般直径不超过2 cm。有的患者在肥大的龈缘处呈小分叶状,或出现溃疡和纤维素性渗出。严重患者可因巨大的妊娠瘤妨碍进食,但一般直径不超过2 cm。妊娠期龈瘤的本质不是肿瘤,不具有肿瘤的生物学特性。分娩后,妊娠瘤大多能逐渐自行缩小,但必须除去局部刺激物才能使病变完全消失。

妊娠妇女的菌斑指数可保持相对无改变,临床变化常见于妊娠期4～9个月时,有效地控制菌斑可使病变逆转。

(四)诊断

(1)孕妇,在妊娠期间牙龈炎症明显加重且易出血。

(2)临床表现为牙龈鲜红、松软、易出血,并有菌斑等刺激物的存在。

(3)妊娠瘤易发生在孕期的第4个月到第9个月。

(五)鉴别诊断

(1)有些长期服用避孕药的育龄妇女也可有妊娠期龈炎的临床表现,一般通过询问病史可鉴别。

（2）妊娠期龈瘤应与牙龈瘤鉴别。牙龈瘤的临床表现与妊娠期龈瘤十分相似，可发生于非妊娠的妇女和男性患者。临床表现为个别牙间乳头的无痛性肿胀、突起的瘤样物、有蒂或无蒂、表面光滑、牙龈颜色鲜红或暗红、质地松软极易出血，有些病变表面有溃疡和脓性渗出物。一般多可找到局部刺激因素，如残根、牙石、不良修复体等。

(六)治疗

（1）细致认真的口腔卫生指导。

（2）控制菌斑（洁治），除去一切局部刺激因素（如牙石、不良修复体等），操作手法要轻巧。

（3）一般认为分娩后病变可退缩。妊娠瘤若在分娩以后仍不消退则需手术切除，对一些体积较大妨碍进食的妊娠瘤可在妊娠4～6个月时切除。手术时注意止血。

（4）在妊娠前或早孕期治疗牙龈炎和牙周炎，并接受口腔卫生指导是预防妊娠期龈炎的重要举措。

虽然受性激素影响的龈炎是可逆的，但有些患者未经治疗或不稳定可引发牙周附着丧失。

四、药物性牙龈增生

药物性牙龈增生又称药物性牙龈肥大，是指全身用药引起牙龈完全或部分的肥大，与长期服用药物有关。我国在20世纪80年代以前，药物性牙龈增生主要是由抗癫痫药苯妥英钠引起。近年来，临床上经常发现因高血压和心、脑疾病服用钙通道阻滞剂及用于器官移植患者的免疫抑制剂——环孢素等引起的药物性牙龈肥大，而苯妥英钠引起的龈肥大相对少见。目前我国高血压患者已达1.34亿，心、脑血管疾病亦随着我国社会的老龄化进一步增加，最近这些疾病又出现低龄化的趋势。依据中国高血压协会的统计，目前我国高血压患者接受药物治疗者约50%使用钙通道阻滞剂，其中约80%的高血压患者服用硝苯地平等低价药，由此可见，钙通道阻滞剂诱导的药物性牙龈增生在口腔临床工作中会越来越多见。

药物性龈肥大的存在不仅影响到牙面的清洁作用，妨碍咀嚼、发音等功能，有时还会造成心理上的障碍。

(一)病因

与牙龈增生有关的常用药物有 3 类：①苯妥英钠，抗惊厥药，用于治疗癫痫病。②环孢素 A，免疫抑制剂，用于器官移植患者以避免宿主的排异反应，以及治疗重度牛皮癣等。③钙离子通道拮抗剂，如硝苯地平，抗高血压药。长期服用这些药物的患者易发生药物性龈增生，其增生程度与年龄、服药时间、剂量有关，并与菌斑、牙石有关。

1.药物的作用

上述药物引起牙龈增生的真正机制目前尚不十分清楚。据报告，长期服用苯妥英钠治疗癫痫者有 40%～50% 发生牙龈纤维性增生，年轻人多于老年人。组织培养表明苯妥英钠能刺激成纤维细胞的分裂活动，使合成蛋白质和胶原的能力增强，同时，细胞分泌无活性的胶原溶解酶。合成大于降解，致使结缔组织增生。有人报告药物性龈增生患者的成纤维细胞对苯妥英钠的敏感性增高，易产生增殖性变化，此可能为基因背景。环孢素 A 为免疫抑制剂，常用于器官移植或某些自身免疫性疾病患者。有学者报告该药会引起牙龈肥大，服用此药者有 30%～50% 发生牙龈纤维性增生，另有研究发现服药量＞500 mg/d 会诱导牙龈增生。硝苯地平为钙离子通道阻断剂，对高血压、冠心病患者具有扩张外周血管和冠状动脉的作用，对牙龈也有诱导增生的作用，约有 20% 的服药者发生牙龈增生。环孢素 A 和钙通道阻滞剂两药联合应用，会增加牙龈增生的发生率和加重严重程度。这两种药引起牙龈增生的原因尚不十分清楚，有人报告两种药物以不同的方式降低了胶原酶活性或影响了胶原酶的合成。也有人认为牙龈成纤维细胞可能是钙离子通道阻断剂的靶细胞，硝苯地平可改变其细胞膜上的钙离子流动而影响细胞的功能，使胶原的合成大于分解，从而使胶原聚集而引起牙龈增生。

最近的研究表明，苯妥英钠、环孢素 A 可能通过增加巨噬细胞的血小板生长因子的基因表现而诱导牙龈增生。这些药物能抑制细胞的钙离子摄入（钙是细胞内 ATP 酶活动所必需的）导致牙龈的过度生长。此外，药物对牙龈上皮细胞凋亡的影响作用不可忽视，甚至有的与药物剂量和用药时间呈正相关。这些相关凋亡蛋白的异常表达，可破坏上皮组织的代谢平衡，最终导致龈组织增生。

2.菌斑的作用

菌斑引起的牙龈炎症可能促进药物性牙龈增生的发生。长期服用苯妥英钠，可使原来已有炎症的牙龈发生纤维性增生。有研究表明，牙龈增生的程度与原有的炎症程度和口腔卫生状况有明显关系。人类和动物实验也证实，若无明显的菌斑微生物、局部刺激物及牙龈的炎症或对服药者施以严格的菌斑控制,药物性牙龈增生可以减轻或避免。但也有人报告,增生可发生于无局部刺激物的牙龈。可以认为,局部刺激因素虽不是药物性牙龈增生的原发因素,但菌斑、牙石、食物嵌塞等引起的牙龈炎症能加速和加重药物性牙龈增生的发展。

(二)病理

不同药物引起的龈肥大不仅临床表现相似,组织病理学表现也相同。上皮和结缔组织有显著的非炎症性增生。上皮棘层增厚,钉突伸长到结缔组织深部。结缔组织内有致密的胶原纤维束,成纤维细胞和新生血管均增多。炎症常局限于龈沟附近,为继发或伴发。

(三)临床表现

药物性龈增生好发于前牙(特别是下颌),初起为龈乳头增大,继之扩展至唇颊龈,也可发生于舌、腭侧牙龈,大多累及全口龈。增生龈可覆盖牙面 1/3 或更多。病损开始时,点彩增加并出现颗粒状和疣状突起,继之表面呈结节状、球状、分叶状,色红或粉红,质地坚韧。口腔卫生不良、创伤殆、龋齿、不良充填体和矫治器等均能加重病情。增生严重者可波及附着龈并向冠方增大,以致妨碍咀嚼。当牙间隙较大时,病损往往较小,可能由此处清洁作用较好所致。无牙区不发生本病损。牙龈肥大、龈沟加深,易使菌斑、软垢堆积,大多数患者合并有牙龈炎症。此时增生的牙龈可呈深红或暗红色,松软易于出血。增生的牙龈还可挤压牙齿移位,以上、下前牙区较多见。

苯妥英钠性牙龈增生一般在停药后数月之内增生的组织可自行消退。切除增生牙龈后若继续服药,病变仍可复发。

(四)诊断与鉴别诊断

1.诊断

(1)患者有癫痫或高血压、心脏病或接受过器官移植,并有苯妥英钠、环孢素、硝苯地平或维拉帕米等的服药史。一般在用药后的 3 个月即发病。

(2)增生起始于牙间乳头,随后波及龈缘,表面呈小球状、分叶状或桑椹状,质地坚实、略有弹性。牙龈色泽多为淡粉色。

(3)若合并感染则有龈炎的临床表现,存在局部刺激因素。

2.鉴别诊断

药物性龈增生主要应与伴有龈增生的菌斑性龈炎和龈纤维瘤病鉴别。

(1)伴有龈增生的菌斑性龈炎:又称为增生性龈炎,是慢性炎症性肥大,有明显的局部刺激因素,多因长期接触菌斑所引起。增生性龈炎是牙龈肿大的常见疾病,好发于青少年。龈增生一般进展缓慢,无痛。通常发生于唇颊侧,偶见舌腭侧,主要局限在龈乳头和边缘龈,可限于局部或广泛,牙龈的炎症程度较药物性龈增生和遗传性牙龈纤维瘤病重。口呼吸患者的龈增生位于上颌前牙区,病变区的牙龈变化与邻近未暴露的正常黏膜有明显的界限。牙龈增生大多覆盖牙面的 1/3~2/3。一般分为 2 型。①炎症型(肉芽型):炎症型表现为牙龈深红或暗红,松软,光滑,易出血,龈缘肥厚,龈乳头呈圆球状增大。②纤维型:纤维型表现为牙龈实质性肥大,较硬而有弹性,颜色接近正常。临床上炎症型和纤维型常混合存在,病程短者多为炎症型,病程长者多转变为纤维型。

(2)龈纤维瘤病:龈纤维瘤病可有家族史,而无服药史。龈增生较广泛,大多覆盖牙面的 2/3 以上,以纤维性增生为主。

(五)治疗

(1)停止使用或更换引起牙龈增生的药物是最根本的治疗,然而大多数患者的病情并不允许停药。因此必须与相关的专科医师协商,考虑更换使用其他药物或与其他药物交替使用,以减轻不良反应。

(2)去除局部刺激因素,通过洁治、刮治去除菌斑、牙石,消除其他一切导致菌斑滞留的因素,并指导患者切实掌握菌斑控制的方法。治疗后多数患者的牙龈增生可明显好转甚至消退。

(3)局部药物治疗对于牙龈炎症明显的患者,除了去除菌斑和牙石外,可用3%过氧化氢液冲洗龈袋,并在袋内置入抗菌消炎的药物,待炎症减轻后再进行下一步的治疗。

(4)手术治疗:对于虽经上述治疗但增生的牙龈仍不能完全消退者,可进行牙龈切除并成形的手术治疗;对于重度增生的患者为避免角化龈切除过多可采用翻瓣加龈切术的方法。术后若不停药和忽略口腔卫生,则易复发。

(5)指导患者严格控制菌斑,以减轻服药期间的牙龈增生程度,减少和避免手术后的复发。

对于需长期服用苯妥英钠、硝苯地平、环孢素 A 等药物的患者,应在开始用药前先治疗原有的慢性牙龈炎。

第四章 牙体缺损的修复

第一节 全瓷冠的应用

经过多年的使用和临床观察,金瓷修复暴露出它的缺点,比如颈缘泛青,口腔软组织对金属过敏,修复体的色泽失真,无法满足一些对美观要求较高的患者的需求。全瓷材料的理化和生物学性能稳定,修复效果逼真,正日益受到临床医师和患者的青睐。随着全瓷材料机械强度的不断提高,全瓷修复体的应用,由过去单纯制作嵌体、贴面发展到全冠、固定桥,乃至种植义齿的上部结构。全瓷冠是以陶瓷材料制成的覆盖整个牙冠表面的修复体,它具有色泽稳定自然、导热低、不导电、耐磨损、且生物相容性好无需金属结构,不透金属色等优点,是较为理想的修复体。但是,由于其脆性大,限制了它的应用。近年来,随着陶瓷材料性能的改进及义齿加工工艺的发展,增韧陶瓷被用于前后牙全瓷冠及少数牙缺失的全瓷固定桥的制作。

一、常用的全瓷系统

现在的全瓷修复系统种类繁多,根据材料的不同可以分为非氧化硅基的氧化铝陶瓷和氧化镁陶瓷(如 In-Ceram 系统)、氧化锆陶瓷(如 Cercon 系统)及氧化硅基的氧化硅陶瓷等,根据材料的加工工艺可分为渗透陶瓷、切削陶瓷、铸造陶瓷、电沉积陶瓷、堆塑致密烧结等。

(一)热压铸造陶瓷系统

IPS-Empress 全瓷是热压铸造陶瓷系统的代表,该系统首先由瑞士苏黎世大学和仪获嘉公司 1990 年推出,主要成分为白榴石晶体,经热压铸造后瓷块的致密度和晶体的含量可以得到提高。制作修复体的基本原理是采用失蜡注塑法,先制作底冠蜡型,包埋,然后按临床比色选瓷块铸造,利用白榴石晶体来增强,在高温高压条件下将白榴石增强的玻璃陶瓷软化注入型腔,形成雏冠,最后按全瓷修复体方式堆塑面瓷,表面再上釉着色而成。IPS-Empress Ⅱ铸瓷以硅酸锂为增强剂,热压铸提高了密度和强度,着色和饰面瓷为陶瓷的表面强化,增加修复体的强度。具有美观、良好的半透明性、与牙釉质近似的折光性、良好的边缘密合性、抗折断性能及耐磨性能。

Empress Ⅱ铸瓷的内冠材料的主要组成为占 60% 的二硅酸锂晶体,外层涂层材料为单一的氟磷灰石晶体。玻璃基质中的二硅酸锂晶体长度为 0.5～4.0 μm,经过热压铸后,晶体的体积比可达到 75%±5%。二硅酸锂属正立方体结构,对网络结构进行修饰。玻璃基质中还有一部分为正磷酸锂,分布在二硅酸锂内,使其抗折性能及耐磨性能得以提高,其挠曲强度可以达到约 400 MPa。

Empress Ⅰ型主要用于制作单冠、嵌体、贴面;Empress Ⅱ可用于 3 个单位前牙桥的制作。在用于三单位桥方面,Empress Ⅱ铸瓷只适用于单个前牙及单个前磨牙缺失的双端固定桥修复,且要求前牙缺失区的宽度≤11 mm,后牙缺失区的宽度≤9 mm,有夜磨牙病史的患者禁用。临床使用时应有足够的牙体预备,这是取得修复体成败的关键因素,修复体瓷层的厚度不应低于0.8 mm。该系统制作的全冠透光性强,美观,操作时间较短,热稳定性好,强度较高。但是,由于该系统没有提供特殊的颜色瓷块,对选择四环素牙及氟斑牙颜色的患者修复不适合。另外,常用陶瓷材料的实际强度值较实验理想条件下的低,在临床应用过程中,有出现瓷裂的现象。由于 Empress Ⅱ铸瓷制作的全瓷修复体密合性很高,试戴时如有高点,不能完全就位,应小心寻找高点,逐步磨除,避免强行就位,导致修复体折裂。

(二)玻璃渗透全瓷系统

1988 年法国的 Sadoun 提出了一种名为粉浆涂塑的全瓷冠桥修复技术,后由德国 Vita 公司改进,以商品名 In-Ceram 推出。至今已推出 In-Ceram A lumina(ICA)、In-Ceram Zirconia(ICZ)、In-Ceram Spinell(ICS)系列。ICA 全瓷系统的瓷粉为含 99.56% Al_2O_3 的氧化铝微粒,平均大小为 2.25 μm,有 35% 粒子直径不到 1 μm。ICZ 的陶瓷粉末为 67% 的氧化铝和 33% 的氧化锆,粒子直径在 1～5 μm,而 ICS 的粉末组成为直径在 1～5 μm 的尖晶石粉末。厂家报道 ICZ、ICA 和 ICS 3 种系统的抗弯强度,其中 ICZ 为 603 MPa,ICA 为 446 MPa,而 ICS 为 378 MPa。粉浆涂塑铝瓷冠是将纯氧化铝粉浆涂布在复制的专用的耐高温代型上形成核冠锥形,在熔点以下温度烧成多孔结构,再用玻璃熔融渗透后消除孔隙,致密化,形成玻璃渗透氧化铝的复合体,再涂塑饰面瓷,完成全冠。

这里以 ICA 为主,介绍 In-Ceram 系统。该渗透陶瓷系统是采用工业上相互渗透相复合体理论,即形成玻璃氧化铝的相互渗透相复合体。由于烧结温度 1 200 ℃低于正常铝离子的反应温度,1 μm 以上的大粒子很少熔结,而 0.5 μm 以下的小粒子由于表面能增高,反应温度下降,大部分熔合,因此在预烧结后形成了以大粒子紧密相连而小粒子相互交融的三维多孔网状结构。该微结构在三维层次上互相缠绕但又密实,相互锁结的氧化铝本身连续连接,其周围的孔隙也可相互连通。由于孔隙的大量存在,ICA 核冠锥形的强度很差。为了弥补这一缺陷,还需在核冠表面涂上特殊的玻璃进行渗透,得到氧化铝核。玻璃料熔化后渗入氧化铝孔隙内,减少了孔隙,弥补了基底制备过程中产生的裂纹,并与氧化铝基体呈三维网络相互锁结的关系,同时由于玻璃的热膨胀系数略低于氧化铝基底的热膨胀系数,在玻璃中引入了有利的微观压应力,增强了材料的抗折强度。氧化铝核成形后,表面用 Vitadur-ALPHA 面瓷堆砌即可。面瓷早先为 Vitadur N,后来又推出了 Vitadur-ALPHA,目前采用 VM 7,与全瓷底层匹配。

ICZ 的核冠底层在 1 000 ℃时进行烧结,在 1 140 ℃时进行玻璃渗透。为了提高 In-Ceram 冠的美观特性,另一种核材料 ICS 近年被推出,它同铝核比较,增加了透明度,但抗弯强度下降约 46%。In-Ceram 制作的修复体的边缘密合性良好,厂家报道 In-Ceram 嵌体的边缘适合性在 35～50 μm,ICA 单冠边缘适合性在 18.6～45 μm,桥的适合性为 58 μm,远低于 100～120 μm 的临床要求。In-Ceram在临床上可用于制作嵌体、贴面、全冠及固定桥。由于 ICS 具有较高的美观性能,但强度较弱,因此适用于制作嵌体和前牙冠;ICA 则适用于前后牙冠和前牙三单位的固定桥;ICZ 具有较高的机械强度,但透明度较差,因此可用于制作后牙三单位固定桥。另外,渗透陶瓷制作全冠具有烧结烧烤和渗透烧烤的时间较长费时,对操作技术有较高难度要求的缺点。

(三)切削陶瓷全瓷系统

切削陶瓷全瓷系统是由瓷块和计算机辅助切铣系统共同组成。目前,所用的瓷块多以氧化锆为多。有代表性的系统包括 Cercon 系统、Procera All Ceramic 系统、Cerec/In-Ceram Alumina 系统、Cerec/In-Ceram AL 系统、Cerec/In-Ceram ZR 系统等。因氧化锆底冠出色的强韧性,极大地扩展了以往全瓷冠修复的范围。Cercon 系统制作修复体的基本原理是先在石膏模型上制作蜡型,将其固定在专用蜡型支架上,在其上均匀涂撒光扫描粉,然后将蜡型安放在扫描切铣机上,并按程序安装预成氧化锆瓷块,机器自动扫描蜡型,切铣瓷块,最后将切铣完成的底胚在专用烤炉中焙烧制成底冠,按程序堆塑饰面瓷,烧烤完成修复体。氧化锆增韧陶瓷全冠抗折强度令人满意,并且制作工序较金瓷修复体简单省时。但昂贵的整套专用设备及专用瓷块,使制作成本很高,限制了其应用。

Cercon 全瓷系统的瓷块组成为氧化锆,属于氧化锆增韧陶瓷(zirconia toughened ceramic,ZTC),还有少量氧化钇、氧化铪、氧化铝及氧化硅。瓷块经高温烧结后,形成含二氧化钇的部分稳定氧化锆(Y-ZTP)。该氧化锆具有特有的应力诱导相变增韧效应,所以具有极佳的机械性能,是所有陶瓷材料中最高的,抗弯强度超过 900 MPa;极限负载能力强,在三单位桥上的承受力大约为 2 000 N;抗断裂韧性值可达 7 MPa·m$^{1/2}$。Cercon 瓷块结合 CAD/CAM 技术用于制备高强度氧化锆冠桥。制作时首先利用该系统的计算机辅助设计程序对修复体的底冠蜡型通过激光逐行依次扫描记忆。切铣系统先将预烧结的氧化锆瓷块粗加工形成雏形,然后细铣磨形成底胚形。切铣完成的底冠或支架放入专用烧结炉中烧结,该过程大约持续 6 小时,最终形成氧化锆底冠、支架。Cercon 瓷块具有优越的机械性能,临床上可用于制作嵌体、贴面、全冠及固定桥,可制作 6 个单位前牙桥和 4 个单位后牙桥。由于磨牙区的最大咬合力为 216～847 N,ZTP 在三单位桥上的负载极限为 2 000 N。Filser 等的实验显示当加载力为 500 N 时,ZTP 后牙三单位桥支架的失败率为 0,在加载力为 880 N 时,其失败率为 4%,远低于 IE2 和 ICA。Reiss 等从 1987－2006 年间对 1 101 例用 Cercon 瓷块制作的瓷嵌体进行了观察,报道其成功率为 84.4%±1.4%,临床显示修复效果良好。另外,ZTP 桥支架的连接面积仅需 6.9 mm^2 就可以满足后牙区的咬合负载,显著小于 IE2 连接体所需的面积,因此,Cercon 全瓷系统在制作后牙固定桥方面具有显著的优势。但是,由于 Cercon 全瓷系统的器械设备价格十分昂贵,因此在临床上的使用受到了限制。

Procera All Ceram 全瓷系统是经计算机辅助设计与制作系统加工形成的纯氧化铝高强度冠核基底,经干法高温加压烧结后在氧化铝底层上塑饰面瓷,完成修复体。具体程序是:首先技师将代型接触扫描后,数据传输至中心工作站进行 CAD/CAM 加工,计算机先切削形成相应放大的代型以补偿烧结收缩,然后在放大代型上采用纯度高达 99.9% 以上的氧化铝粉末,以极高的压力将氧化铝粉末压结,然后按设计切削形成冠核基底,再在高于 1 550 ℃的温度下烧结,烧结收缩后即形成尺寸合适的冠核基底,其相当于烤瓷熔附金属冠的金属内冠,最后在氧化铝冠核基底上烧结热膨胀系数匹配的专用饰面瓷即可形成最终修复体。

该系统的挠曲强度为 472～687 MPa。CAD/CAM 机加工陶瓷为预成瓷块,可在椅旁直接加工完成修复体。

Cerec/In-Ceram 系统是德国 Sinora 公司与 Vita 公司将 Cerec CAD/CAM 机械加工技术与 In-Ceram 技术结合起来的新型修复系统。Cerec/In-Ceram Alumina 系统是机加工玻璃渗透氧化铝;Cerec/In-Ceram AL 和 Cerec/In-Ceram ZR 系统分别为致密氧化铝、氧化锆全瓷。在 CAD/CAM 全瓷系统中,该系统较为先进,自动化程度高,临床应用数量较多。其基本原理是先获取数据,通过计算机三维形态设计(CAD),利用计算机自动控制加工(CAM)制作全冠。瓷块具有很强的毛细管作用,玻璃渗透只需30～40分钟,但是 Cerec Ⅰ 和 Cerec Ⅱ 只能制作单冠和嵌体,最新的 Cerec Ⅲ 型技术可以进行三单位固定桥修复。由于 CAD/CAM 设备昂贵,普及有困难。

Celay/In-Ceram 系统是苏黎世大学与 Vita 公司将 Celay 机械加工技术与 In-Ceram 技术结合起来的新技术,是用 Celay 技术加工渗透前的多孔陶瓷块。制作方法是:先在代型上做暂时修复体,然后以暂时修复体为母板,在 Celay 切削机器上切削出瓷修复体。由于瓷块是用工业方法制成的成品,不需烧结烧烤,临床上可在 1 天内做出修复体。

二、全瓷冠的特点

目前,金瓷冠的应用很广泛,但它仍存在许多缺点,针对其缺点,全瓷冠应运而生。与金瓷冠相比,全瓷冠在以下几方面有其优缺点。

(一)美观

全瓷冠由于无金属结构,不透金属色,具有以下优点:①光泽自然、层次感强、透明效果理想,可重现与天然牙更接近的颜色效果;②无金属离子释放所引起的牙龈变色,减少"灰线"形成的可能性;③在霓虹灯下自然而无金瓷冠显出的底层颜色。

(二)生物学性能

全瓷冠具有生物陶瓷良好的生物相容性,在口腔环境中具有良好的耐腐蚀性能。另外,全瓷冠没有金瓷冠由于金属离子释放渗入牙龈而引起的牙龈慢性炎症及变色或过敏的缺点。

(三)机械性能

关于全瓷修复材料的研究,多集中在提高材料的强度和韧性上。某些氧化铝陶瓷系统的3点弯曲强度可达到400～700 MPa,可用于单冠或3个单位桥的制作,但其断裂强度和韧性不够理想,不能用于长桥的制作。氧化锆增韧陶瓷有更高的断裂强度和韧性,弯曲强度可达到900～1 200 MPa,断裂韧性是氧化铝陶瓷的两倍。

金瓷冠的瓷裂问题一直是临床上出现较多的并发症,其原因是金-瓷界面的结合仍不够理想。全瓷冠底层与饰面层均为陶瓷,其瓷-瓷界面的结合强度较金-瓷界面者高,因此其瓷裂一般不发生在瓷-瓷界面。但是,由于全瓷冠材料有一定的脆性,在某些部位会出现饰面瓷或底层瓷的折裂。例如,在前牙舌侧由于牙体预备的空间不够,底层就较薄,底层会出现折裂。再如,由于切缘的底层不够厚或需要恢复的切缘长度过大,在切缘堆塑的饰面瓷过厚,会造成饰面瓷的折裂(图4-1)。因此,在制作过程中,既要保证底层瓷足够的厚度,又要设计好不同层材料所占的空间。

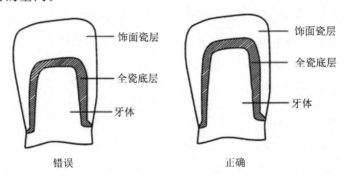

图 4-1　切缘饰面瓷与底瓷的厚度

(四)牙体磨除量

由于陶瓷的脆性,全瓷冠的各面厚度较金瓷冠大,磨除的牙体组织也就多。全瓷冠的牙体磨除厚度一般是 0.8～2 mm,切缘(面)为 1.5～2 mm,唇面(颊面)为 1.2～1.5 mm,邻面为 1.0～1.2 mm,舌面为 1.2～1.5 mm,颈部肩台处磨除 0.8～1 mm。

(五)制作技术要求

全瓷冠的种类较多,其制作技术也不同。渗透玻璃陶瓷全瓷冠制作是采用多层堆塑成形,其设备、条件较简单,但制作技术要求高。热压铸瓷全瓷冠的底层是采用热压铸瓷的方法获得,需要专用铸瓷炉。CAD/CAM全瓷冠的设备价昂,操作技术相对简单。

（六）费用

由于目前全瓷冠的设备条件要求高，成本高，又未形成大规模量的加工，其修复、制作的价格高于金瓷冠。

（七）X线透射性

陶瓷全冠对X线部分阻射，在X线片上既清楚地观察到冠的边缘，又可以观察到冠内牙体影像，将树脂、汞合金等影像区别开来。另外，陶瓷全冠可避免因金瓷修复体给磁共振检查带来的不必要麻烦。

三、全瓷冠的适应证和禁忌证

（一）适应证

原则上所有需要金瓷冠修复的患者，只要在经济条件允许的情况下，都可考虑全瓷冠修复，尤其更适合下列情况。

（1）前牙切角、切缘缺损，不宜充填治疗或不宜选用金属烤瓷冠修复者。

（2）死髓牙、氟斑牙、四环素牙等变色牙，患者对美观要求较高者。

（3）牙冠缺损需要修复而对金属过敏者。

（4）牙缺损要求修复，同时不希望口内有金属材料存在者。

由于全瓷冠材料种类较多，性能上相互差异较大，因而选择全瓷冠修复时，还要根据牙位、咬合力的大小，适当选择强度、美观性满足要求的全瓷修复类型，而不能千篇一律。

（二）禁忌证

由于瓷材料本身的特性，目前全瓷冠仍然存在着一定的缺点，并有一些禁忌证。

（1）牙体组织的切割量大，年轻恒牙髓角高易露髓者。

（2）临床冠过短，无法获得足够的固位形和抗力形者。

（3）对刃未矫正或夜磨牙症者。

（4）牙周疾病需要用全冠进行夹板固定者。

（5）心理、生理、精神因素不能接受或不愿意磨切牙组织者。

（三）全瓷冠选用时注意事项

（1）由于陶瓷材料的脆性，全瓷冠一般用于前牙，或承受咬合力不大的前磨牙或磨牙。当用于后牙时，要保证全瓷冠的厚度，采取减少咬合力的措施，避免瓷裂。由于磨牙临床牙冠较短，面磨出量较金瓷冠多，影响到固位，在应用之前应估计到牙体预备后的牙冠龈向高度,同时将轴面锥度控制为 0°～8°角,将修复体边缘设计为龈下边缘形式。

(2)由于全瓷冠的牙冠磨出量大于金瓷冠,而且国人的牙冠小于白种人,用全瓷冠修复下切牙区的活髓牙,容易伤及牙髓,或不易获得良好的边缘密合性。

(3)由于全瓷冠边缘的厚度较大,特别是牙体舌侧颈部的磨除量大于金瓷冠,它不适用于颈部缩窄细小或临床牙冠过长的牙位,如下切牙或牙龈退缩严重的前牙或前磨牙。

(4)用全瓷冠修复错位牙、扭转牙和间隙牙时,最好预先作根管治疗,以保证磨除量,满足审美要求,同时达到良好的颈缘密合效果。如果畸形严重,建议采用其他修复方法或矫正措施。

四、全瓷冠的牙体预备特点

不同类型的修复体对聚合度、轴面预备形式、边缘线的位置及形式和宽度等都有特定的要求。全瓷修复的基牙预备应兼顾牙齿健康、功能、美观3个方面的要求。维护牙齿的健康是指去净腐质,防治感染,防止修复折裂等;满足修复功能的要求是去除倒凹,做出共同就位道,设计好边缘的位置形态,做出良好的抗力形与固位形,恢复过低的垂直距离等;增进美观是指改善牙齿的排列、颜色、形状和质感等。全瓷冠的牙体预备应按照全冠的牙体预备的一般要求进行,如龋坏组织需去尽,预备的各轴面无倒凹,有一定锥度,冠的最大周径降至颈缘,在各面磨出足够的间隙等(表 4-1)。除此之外,全瓷冠的牙体预备还有其特殊之处。

表 4-1　全瓷冠的各面磨除量(mm)

	热压铸造陶瓷	玻璃渗透氧化铝	高强度纯氧化铝	氧化锆
唇颊面	1～1.5	≥1.0	0.8～1.5	≥1.5
舌面	1～1.5	≥1.0	0.8～1.5	1.0～1.5
切骀	2.0	1.5～2.0	1.5～2	1.5～2
邻面	≥1.0	≥1.0	≥0.8	≥1.0
颈缘	≥1.0(无角肩台)	1.0	0.8～1.0	≥1.0

(一)唇颊面预备

在唇颊面预备出 1.0～1.5 mm 的间隙。用一粒度较粗的金刚砂柱形针先在唇颊面切 2/3 处磨出深1.2 mm 的纵行引导沟,再逐渐向近远中扩展,然后在唇颊面龈 1/3 处以同样方法磨除 1.0 mm 的厚度,颈缘处先终止于龈上。

(二)舌面预备

前牙舌面分舌窝与隆突下轴壁两个面预备。在舌窝处,用火焰状金刚砂针均匀磨除的间隙,外形基本与舌窝的外形一致。在舌隆突下,需要做出与唇面颈 1/3 平行的轴壁,以磨除舌隆突至龈缘的倒凹。后牙舌面预备与颊面预备相似。

(三)切端预备(面预备)

以轮形针或柱状粗粒度金刚砂针在切缘磨出 1.5 mm 深的沟 2～3 个,然后向近远中向扩展。上前牙切缘预备时,形成向舌侧倾斜 45°角的斜面,下前牙的切缘预备则相反。后牙的预备与金瓷冠相似。预备过程中和预备后,应检查对刃位的磨除量,或侧方时功能尖与对颌牙的间隙。检查的方法包括以引导沟估计、直观法、咬蜡片测量法和咬合纸测量法。咬合纸测法是将咬合纸折叠成牙齿近远中径的宽度的一定厚度,放在患牙面,嘱患者咬紧,若可将咬合纸拉出,说明方间隙足够。

(四)邻面预备

用金刚砂针从已预备好的磨面紧贴唇邻轴面角向邻面切磨,将邻面的倒凹磨除,并控制两邻面轴壁向聚合度约为 6°角,保证邻面肩台 1.0 mm,最后将邻面预备扩展至舌邻轴面角处。活髓牙时注意观察髓角位置,要避免活髓牙穿髓。

(五)颈缘预备

颈缘处是全瓷冠与牙体对接的部位,易致龋,要求越密合越好,对全瓷冠的强度至关重要,因此颈缘预备是牙体预备最关键的内容。肩台的颈缘位置根据轴面而不同,唇面一般在龈缘下,其他的与龈缘平齐或在龈缘以上。预备出的肩台在轴面角处应与各轴面相连续,厚度均匀,表面平整(图 4-2)。全瓷冠基牙肩台的基本形态为直角圆肩台或深凹形,这类肩台能够增加瓷冠在边缘部位的厚度并与应力的方向垂直,可增进瓷冠的抗折裂性和表面固位。

(六)精修完成

全瓷冠牙体预备的精修要求较金瓷冠高。精修时用金刚砂颗粒较小、直径较粗的金刚砂车针,预备完成的牙体表面应无任何倒凹和棱角,牙体外形光滑流畅,以防止瓷冠因应力集中而折裂。牙体预备应使瓷冠的厚度尽可能均匀一致。

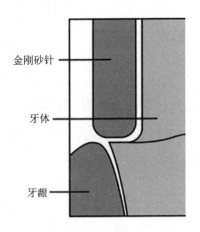

金刚砂针

牙体

牙龈

图 4-2　颈部肩台预备

(七)注意事项

(1)由于全瓷冠的牙体预备切割牙体组织多,活髓牙预备应在局部麻醉下,采取间歇切磨、随时冷水喷雾降温的方法保护牙髓,特别是在髓角高的部位,应仔细操作。

(2)牙体预备完成终印模后,应在牙体表面涂布牙髓保护剂,并及时制作暂时冠,黏固保护牙髓。

(3)为得到最大的表面积和牙体支持,预备体的聚合度越小越好,但会对就位有影响。建议唇(颊)舌面的聚合度为 6°～8°角,邻面的聚合度<6°角。

(4)预备牙应达到一定轴向高度,其中磨牙的预备高度至少为 4 mm,其他牙齿不低于3 mm。如果高度不足,可考虑在轴壁上预备固位沟或箱体结构以加强固位。

五、全瓷冠的制作

按照材料和加工工艺的不同,全瓷冠的制作可分为多层制全瓷冠的制作、热压铸全瓷冠的制作、机加工全瓷冠的制作,现分述如下。

(一)多层制全瓷冠的制作

多层制全瓷冠是在代型上多层堆塑和烧结底层,然后进行饰面陶瓷堆塑烧结完成的,该方法制作的全瓷冠主要包括铝瓷全瓷冠和渗透玻璃陶瓷全瓷冠两类。由于铝瓷全瓷冠制作时需用一层铂金箔,不易推广,而且其烧结收缩性能差和抗折强度不理想,现已基本不用。目前用于临床的 In-Ceram Alumina 和 In-Ceram Spinell 渗透玻璃陶瓷全瓷系统分别是以氧化铝和镁铝类晶石为主晶相的渗透陶瓷,其抗弯强度高,达 370~600 MPa,烧结收缩仅为 0.21%~0.24%,与饰面瓷结合强度高。下面以渗透玻璃陶瓷全瓷冠为例介绍多层制全瓷冠的修复制作原理和技术(图 4-3)。

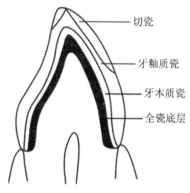

切瓷

牙釉质瓷

牙本质瓷

全瓷底层

图 4-3　全瓷冠多层制烧结

1.牙体预备

其方法和程序如前述,所不同的是因在舌面不需堆塑饰面瓷,仅需预备 0.7~1.0 mm 的间隙。

2.印模、代型的制作

取印模预备工作模及代型与金属烤瓷全冠相同。

3.底层瓷冠的制作

按制作金瓷冠代型修整的原则修整代型后,用专用耐火材料复制专用耐火代型,涂布 45 μm 的隙料。然而用超声振荡器将铝瓷粉和调和液混成均匀粉浆,堆塑完成瓷冠底层坯体,送入专用烤瓷炉内,从常温升温 6 小时至 120 ℃,再用 2 小时升温至 1 120 ℃,并保持 2 小时。

4.底层瓷冠的玻璃渗透

瓷冠底层烧制完成后,进行玻璃渗透程序。在其底表面涂一层以专用玻璃料和蒸馏水混合的糊剂,先在 600 ℃条件下预热数分钟,再以 30 分钟将温度升至 1 100 ℃保温 4 小时,冷却后,将多余玻璃磨除和修形。如果磨不干净的底层冠要喷砂、再烧结后再喷砂,去除表面多余的玻璃。

5.饰面瓷的堆塑

按常规在底层冠表面堆塑烧结饰面瓷层,烧结完成后,修形,在代型上试戴,上釉。

(二)热压铸全瓷冠的制作

热压铸全瓷冠是用失蜡-熔瓷铸造-烤瓷技术完成的全瓷冠。该技术是1986 年由 Wohlwend 提出,采用增强的白石榴石陶瓷为材料制作的全瓷冠,比可铸玻璃陶瓷的各方面性能有了较大改进,如收缩率大大降低,韧性、耐冲击强度提高。用于底层瓷冠的制作,有不同色别的预成瓷块供选色,因而色泽逼真自然。热压铸全瓷冠修复、制作过程如下。

1.牙体预备

其方法和程序如前述。

2.取印模、代型制作

同金属烤瓷全冠。

3.蜡型、熔模腔预备

在可卸代型上涂布隙料,以补偿瓷层烧结的体积收缩,用铸造蜡按牙冠应有外形的 1.1 倍完成蜡型。然后分别在面用直径 4～5 mm 的蜡条安插铸道,直接竖在专用的铸造底座上,以配套的包埋料和型圈包埋蜡型(图 4-4)。包埋型圈放置 1 小时后,置于除蜡烤箱内,升温至 850 ℃并保持 30 分钟完成除蜡。

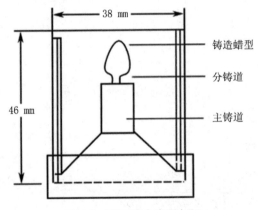

图 4-4　热压铸全瓷冠包埋

4.铸造

根据患者的比色结果选择合适的瓷块,放于专用铸瓷炉内,固定压磁棒,启动铸瓷程序,瓷块和铸圈在 1 180 ℃温度下自动完成瓷块熔化,在 0.5 MPa 压力下铸造成形。然后取出铸圈,自然冷却,以笔式压力喷砂机用 50～100 μm 粒度的玻璃珠去除包埋料,金刚砂片切割铸道棒,修整面后,在以牙本质色树脂复制的代型上试戴,检查冠边缘密合度。

5.堆塑饰面瓷

为了色泽更加美观自然,可采取加饰面瓷完成全瓷冠。先将已完成的瓷冠切端的透明瓷磨出瓷层间隙及数条纵行指状沟,研磨外形后喷砂、清洁干燥,表面涂布专用结合瓷粉,然后选用合适的常用金属烤瓷粉中的切瓷、透明瓷等调成瓷浆,常规堆塑瓷,必要时采用内插法染色,形成特征色,置于烤瓷炉内,在920 ℃温度下完成饰面瓷烧结。

6.上釉

如在完成全瓷冠铸造后,其色泽、透明度及外形能够满足美观要求,可直接上釉。铸造全瓷冠或经过筑饰瓷的瓷冠在患者口内试戴,进一步调整咬合、外形,如有必要,可用表面染色法提高色泽和透明度。常规上釉,完成热压铸全瓷冠制作。

(三)机加工全瓷冠的制作

机加工全瓷冠的制作由计算机辅助设计与计算机辅助制作共同完成。该技术是将诸多工序简化为数据获取、修复体的计算机设计、数控加工 3 个主要工序,其三部分组成分别为三维测量装置部分、计算机辅助设计部分和修复数控加工部分。1985 年法国学者 Duret 推出了第一台牙科 CAD/CAM 系统样机,目前已有 10 余种牙科 CAD/CAM 系统问世,相继出现了 Duret 系统(法国)、Cerec 系统(德国)、Denticad 系统(德国)、Rekow 系统(美国)、Caudill 系统(美国)、Celay 系统(瑞士)、Procera 系统(瑞典)、DCS Pre-cident 系统(瑞典)、Digident 系统(德国)、Cercon 系统(美国)、Lava 系统(美国)等。

CAD/CAM 全瓷修复技术主要包括两个不同的方面:用于全瓷材料修复加工的 CAD/CAM 系统和适用于 CAD/CAM 系统的陶瓷材料。用于全瓷材料修复加工的 CAD/CAM 系统中包括扫描仪、修复体设计软件、高精度数控加工设备等。通过扫描仪将所修复牙齿的预备体及相关组织的形态形成数字模型,通过修复体设计软件设计出最终修复体或全瓷修复体的冠核基底形态,最后通过高精度数控加工设备加工成形。牙科 CAD/CAM 系统可以在较短时间内为患者制作全瓷修复体,加工过程标准、规范,人为误差小,减少了繁杂的技工加工步骤,省时省力,制作修复体精度高。目前,其在牙科中的应用越来越广泛,特别是高强度的氧化锆冠核基底的制作大多采用 CAD/CAM 技术。

现以 CerecⅡ系统为例,介绍机加工全瓷冠的制作技术及步骤。

1.牙体预备

牙体预备步骤与要求基本同其他全瓷冠修复常规。但需注意:在患牙的龈端应有明显的 90°角圆肩台,宽度>1 mm,以便计算机识别和保证全瓷冠有一定的强度。

2.摄像

在牙体隔湿、喷反光增强粉后,用口内摄像头对预备好的牙冠做口内摄像,获取牙冠三维形态数据,同时由计算机自动进行三维重建。上述摄像反复进行,直到取得满意影像为止。为操作方便,也可按临床常规取印模、翻制石膏模型后,在口外进行牙冠摄像。

3.自动设计和人工修改

Cerec 系统带有自己的修复体智能设计专家系统,操作者只需用轨迹球描出牙体上全瓷冠的边缘线和邻接线,就能根据牙冠和邻牙外形,参照正常牙的外形数据和全瓷冠设计原则,给出所要制作的修复体的设计图像,并在显示器上呈现出来。操作者还可根据实际情况,通过人机对话形式,对全瓷冠的设计进行修改,直到满意为止。

4.全自动数控加工

当全瓷冠的设计图像确定后,系统会根据其大小提示操作者放入全瓷冠尺寸的瓷块,然后自动进行刀具校对,铣切出所需全瓷冠。

5.全瓷冠的上色

为达到颜色逼真的美观效果,应对全瓷冠进行个别上色。用专用着色剂涂布全瓷冠表面,在烤瓷炉内 780 ℃条件下保温 2 分钟,缓慢降温即完成上色。

六、全瓷冠的试戴和黏固

(一)试戴

(1)在模型上试戴全瓷冠,检查其颈缘密合和邻面接触情况,精细调磨其形态,达到与邻面及同名牙的高度协调。在架上调咬合,使各个咬合状态下无早接触。

(2)在口内试戴时,除进行常规的试戴检查和调磨外,要特别注意消除全瓷冠邻面边缘与牙冠邻面肩台之间的支点。调磨时,应用冷水喷雾降温,并选用合适的磨切工具,尽量减少磨改时的产热和振动。

(二)黏固

1.黏固材料的选择

由于各类全瓷修复体的成分不同,对其黏固的方法也不同。以白榴石、二硅酸锂等晶体为增强相的陶瓷,如 IPS-Empress 等,其基质中存在大量的长石玻璃相,属于硅酸盐类陶瓷。该类陶瓷的强度一般不高,因此需要采用树脂黏结来增加强度。对于高强度的氧化铝和氧化锆陶瓷,也可使用普通的磷酸锌类黏结剂黏结。

2.内表面处理

以白榴石、二硅酸锂等晶体为增强相的陶瓷,由于经氢氟酸酸蚀后,晶体结构暴露而获得粗糙表面,增大黏结面积,有利于形成机械锁结,因此酸蚀是该类陶瓷黏结的基础。由于硅酸盐类陶瓷的强度不高,喷砂很可能破坏其表面的黏结层,反而降低黏结强度,因此喷砂并不是该类陶瓷黏结的必要步骤,而将黏结表面硅烷化,则是此类陶瓷黏结的重要步骤。硅烷偶联剂易与二氧化硅等以硅为主要成分的玻璃相结合,形成稳定的硅氧烷,其另一端的有机功能团则与树脂中的有机物结合,从而提高黏结能力。一般认为,酸蚀与偶联剂同时处理可显著提高瓷与树脂的黏结强度,并且减少微渗漏。

以氧化铝、氧化锆为主要成分的非硅酸盐类陶瓷材料,不但不易被氢氟酸酸蚀,而且其瓷黏结面也不易与单纯涂布的硅烷偶联剂形成化学结合。由于这类陶瓷的强度较高,喷砂处理一般不会破坏其表面的黏结层,因此喷砂有利于形成粗糙的黏结面。高纯度氧化铝全瓷在内冠烧结过程中,其内表面可形成类似酸蚀的粗糙表面,可利于黏结。

第二节　桩核冠的应用

一、概论

(一)牙体缺损的修复原则

牙体缺损修复包括直接充填和间接修复,经根管治疗后的缺损牙通常都需要间接修复。而桩核冠常用于经根管治疗后的缺损牙修复。因此临床上根管治疗后的缺损牙修复往往需要明确 3 个问题:①需不需要冠;②需不需要桩;③何种桩。而修复体的选择通常是根据牙冠破坏的程度及牙位来决定。

传统概念中牙体缺损经根管治疗后需要冠保护,同时需要桩来增加强度。近年来的一些回顾性研究认为根管治疗后的前牙有时不一定都需要冠修复,而经根管治疗后的磨牙和前磨牙及大面积缺损的前牙则通常需要全冠或桩核冠修复。修复前应对剩余牙体结构的力学性能作充分评估,以便确定修复体的设计。缺损牙经全冠预备后轴壁的量会明显减少再加上原有开髓孔预备,剩余的牙本质变得薄弱,难以单独支持冠,通常需要核成形甚至桩的支持和固位。因此在牙冠大面积缺损时需要冠修复,同时也可能需要桩核修复。

应该明确,桩、核、冠为3个不同层次的修复体(图4-5),其中桩的作用是为核提供固位,同时将应力传导到牙根部而不至集中在牙颈部,对于颈部牙体组织薄弱的缺损牙可以减少牙颈部横折的风险;核的作用是为冠提供足够的固位,同时加强冠部牙体组织的抗力,为全冠提供支持;而冠的作用则是保护冠部牙体结构,同时恢复牙冠外形和功能。目前所采用的修复体包括:①桩、核、冠三体结构,如成品桩-核-冠。②核、冠二体结构,如银汞核-冠。③冠、桩核二体结构,如铸造金属桩核-冠、陶瓷桩核-冠。④核冠一体结构,如髓腔固位冠。⑤桩核冠一体结构等。同时桩、核、冠材料的选择也多种多样。因此究竟采用何种桩、核、冠设计和材料,需要对剩余牙体组织的固位形和抗力形进行充分评估,以便制订适合患者、适合患牙的治疗计划并成功实施。

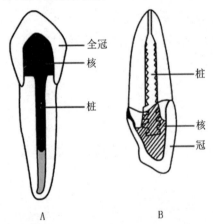

图4-5　桩、核、冠为3个不同层次的修复体

A.铸造桩核-冠;B.成品桩-树脂核-冠

(二)牙体缺损范围评估

由于牙体本身的形态复杂,牙体缺损范围和形态具有多样性,因此目前未见统一标准加以描述。有人将牙体缺损按缺损程度大体分为轻度、中度和重度缺损,或按缺损范围分为缺损1/3、1/2、2/3等。但这样的描述未体现缺损部位,各型之间也难以严格的分界。临床上常规认为缺损1个轴壁以内为轻度缺损,2～3个轴壁之间算中度缺损,3个以上轴壁缺损属重度缺损。由于根管治疗水平的提高,各种类型的缺损牙均得以保存,如何描述缺损范围并用于桩核冠修复设计的参考,同时便于交流,尚需要进一步规范和统一。

(三)修复体种类

1.按修复体设计分

(1)桩、核、冠三体结构:桩、核、冠为不同材料的分体结构,如成品纤维桩-树脂核-全瓷冠、成品螺纹金属桩-银汞核-金属烤瓷冠等。

(2)核、冠二体结构:核和冠为不同材料,如树脂核-全瓷冠、银汞合金核-金属冠等。

(3)桩核、冠二体结构:桩核为同种材料的整体结构,但与冠分体,如铸造金属桩核-金属烤瓷冠、陶瓷桩核-全瓷冠、整体纤维桩核-全瓷冠等。

(4)核冠一体结构:核冠为同种材料的整体结构,如陶瓷髓腔固位冠、金属嵌体冠。

(5)桩核冠一体结构:桩核冠为一整体结构,如金属桩核冠、金属桩核烤瓷冠。

2.按修复材料分

(1)桩:金属桩的铸造金属桩和成品金属桩;非金属桩的纤维桩和陶瓷桩。

(2)核:金属核的铸造金属核和银汞合金核;非金属核的复合树脂核和陶瓷核。

(3)冠:包括铸造金属冠、陶瓷冠、金属烤瓷冠和金属树脂冠。

二、前牙桩核冠的修复

(一)全瓷髓腔固位冠

髓腔固位冠是利用髓腔固位,属于核冠一体结构。全瓷髓腔固位冠常用热压铸瓷(如 IPS-Empress Ⅱ、E.max),固位原理为髓腔和根管口下 2~3 mm 机械固位和树脂黏结固位。适用于前牙轻度或轻中度缺损,临床牙冠短者(图 4-6)。

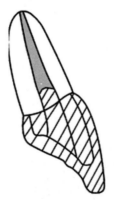

图 4-6　前牙全瓷髓腔固位冠

1.优点

(1)核冠一体结构,避免修复体与牙体间的多个界面。

(2)所需修复间隙小,适合咬合紧、修复间隙不足的情况。

(3)采用黏结修复,无金属基色,可尽显全瓷修复的美学效果。

(4)不置桩,减少桩道预备过程及桩所致的根折风险。

2.缺点

(1)在冠部牙体组织过少的情况下无法获得足够的黏结面积,固位效果不良。

(2)修复体进入根管较浅应力不能传导至根部牙槽骨,在过大应力作用下易发生冠方1/3根折。

(二)前牙纤维桩-树脂核

1.纤维桩的组成

纤维桩由各种连续的、无定向的纤维包埋于树脂基质之中,即环氧树脂聚合基质,加无机或有机纤维,经高压拉挤成形而制成。纤维沿着桩的长轴呈单一方向紧密排列,直径为 $6\sim8\ \mu m$,约占桩体积的 60%。其中环氧树脂聚合基质具有高度的转化性和高度交联的结构,通过其赋予纤维相同的张力,使纤维桩具有高强度。

2.纤维桩的分类

(1)按纤维类型分类:分为碳纤维桩、玻璃纤维桩、石英纤维桩和硅纤维桩等。①碳纤维桩:最早用于临床。由沿同一方向排列的碳纤维黏附于环氧树脂基质中而成;外观呈现黑色,具有不透光性,美观性欠佳,因此最先被玻璃纤维桩取代。②玻璃纤维桩最常用的是 E-glass 纤维,即电绝缘玻璃纤维,是由 SiO_2、Al_2O_3 及其他的碱金属氧化物组成的非晶相混合物。具有热膨胀低、软化温度高、强耐腐蚀和高电阻等特性。玻璃纤维含量的增加会使弹性模量随之升高。③石英纤维桩:石英纤维主要成分是 SiO_2,以晶体状态存在。石英是一种具有较低热膨胀系数的惰性材料,具有优良的机械性能、化学稳定性。弹性模量在 $15\sim17\ GPa$,与玻璃纤维桩相似。透光性好,美观性好,有利于光固化。④聚乙烯纤维树脂桩在树脂聚合基质中加入聚乙烯纤维。在根管内注入流动性好的光固化树脂,然后预先浸渍好的聚乙烯纤维放入根管内,光固化。其弹性模量与牙本质接近,弯曲强度较其他种类纤维桩差;因是在口内固化,密合性较好。

相比较而言,玻璃、石英纤维桩与自然牙颜色相近,更适用于前牙和全瓷修复(图 4-7)。这两类纤维桩有不透明和透明两种,不透明的可以阻射 X 线,便于临床检查;透明的具有光传导的功能,可以促进光固化及双固化型树脂水门汀在深部桩道内的充分聚合并提高黏结性能。

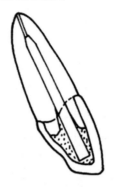

图 4-7 上前牙纤维桩-树脂核-瓷全冠

(2)按制作方式分类:分为预成形纤维桩和口内成形半成品纤维桩两类。预成形纤维桩在修复因严重龋损及各种牙髓病导致根管空大的牙齿或者根管是椭圆形的尖牙、下颌前磨牙时,需去除大量的根管内牙本质以获得桩与根管内壁间较好的适合性。此时水门汀的厚度会增加,如果水门汀的机械强度不高则可能在受力时成为整个修复体的薄弱点而导致修复失败。一些学者推荐修复这种类型的无髓牙时,可以根据根管的大小和形态,选择不同型号的纤维桩结合高强度流动复合树脂制备成与根管形态匹配的解剖型纤维桩,这种纤维桩具有良好的塑形性和根管适合性,在桩道预备过程中无需过多修整根管内壁的形态,可以保存更多正常的根管壁牙体组织;同时因为降低了树脂水门汀的厚度,可以消除材料聚合收缩可能造成的不利影响。

(3)按形状分类:根据纤维桩的形状可分为锥形、柱形及双锥度三种。柱形桩的固位效果较好且患牙牙根所受的应力分布比较均匀,但是预备桩道时在根深部需去除较多的牙体组织,会使根管壁变薄。锥形桩去除的牙体组织少,但是固位力较差且易于在根尖处形成应力集中点导致根折。目前使用最多的是解剖型平行锥状或者尖端为锥形的柱形纤维桩,既可以满足固位要求又可以避免去除较多的牙本质。有学者研制了一种带弯曲角度的纤维桩,形状更符合前牙的解剖形态,使得修复后的前牙行使咀嚼功能时沿纤维桩传向患牙的应力分散更为均匀。

3.纤维桩的生物机械性能

(1)弯曲强度:指材料在弯曲负荷作用下破裂或达到规定挠度时能承受的最大应力值。成品纤维桩的弯曲强度达 400 MPa 以上。Drummond 的研究表明,纤维桩弯曲强度显著高于氧化锆瓷桩。在动态负荷下纤维桩强度会显著下降。热循环应力会造成纤维桩的弯曲强度明显下降（7～63 ℃，6 000 次循环，纤维桩弯曲强度下降 11％～24％，而氧化锆瓷桩下降 2％）。Lassila 研究发现热循环应力使纤维桩的弯曲强度下降了大约 18％，弹性模量下降了 10％。在一定范围内，纤维桩直径越大，弯曲强度越大。Mannocci 比较了纤维桩在水中存放与室温下干放后的弯曲强度，发现两种情况下纤维桩的弯曲强度有显著差异。提示在操作时应避免纤维桩与唾液接触，注意隔湿。

（2）弹性模量：与金属桩比较，纤维桩最大的优点是其弹性模量与根部牙本质接近（图 4-8），从而桩与牙根形成同质性的结构，能有效传递和分散应力，防止桩与根管牙本质界面间应力集中造成根折。玻璃纤维桩弹性模量为 28.7 GPa，介于牙釉质和牙本质的弹性模量（分别为 83 GPa 和 18.6 GPa）。Akkayan B 比较了玻璃纤维桩、石英纤维桩、氧化锆瓷桩、玻璃纤维桩联合氧化锆 4 种桩核系统的抗折性能，结果发现石英纤维桩的抗折性能最好。石英纤维的弹性模量最接近牙本质，其抗折载荷最高，同时又防止了根内牙本质的应力集中。而金属桩核的弹性模量（145～203 GPa）较牙本质过高，容易产生应力集中，导致金属桩核与牙体组织界面的微裂纹，进而裂纹扩展导致根折。Newman 对 3 种纤维桩和不锈钢桩修复的牙齿进行了抗折性和折裂模式的比较，发现 3 种纤维桩之间抗折性无差别，但都低于不锈钢桩；纤维桩修复患牙后的折裂模式多为可修复性，有利于剩余牙体的保存。

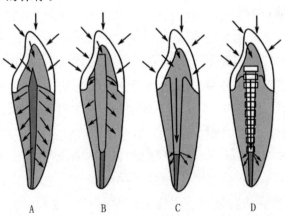

图 4-8　不同弹性模量桩的受力情况

A.天然牙应力均匀分布；B.低弹性模量桩（纤维桩）；

C.高弹性模量桩，铸造金属桩；D.成品金属桩

Fokkinga 发现,纤维桩修复后牙齿的抗折负荷值低于传统金属桩,但高于瓷桩,能满足临床要求。纤维桩修复后牙根发生的根折多可重新修复,而金属桩根折则多需拔除。但 Hu、Raygo、Mitsui 等多人研究显示,碳纤维桩、玻璃纤维桩修复患牙的抗折性与传统金属铸造桩相比并无统计学差异。Otil 采用了弹性模量为 16 400 MPa 的树脂人工牙,显示碳纤维桩核修复系统比金属桩系统显示更高的抗折性能。他们认为可能是在单一持续压力下,弹性模量高的金属桩不能与人工牙发生同等程度的形变,桩与根管壁的接触面由面变为点接触,在根管壁局部形成压力高峰,导致失败,而碳纤维桩一直与根管壁保持面接触。Akkayan 在比较了成品钛桩、石英纤维桩、玻璃纤维桩和氧化锆瓷桩修复根充牙的抗折性和折裂模式后发现:石英纤维桩的抗折性显著高于其他 3 种;玻璃纤维与氧化锆瓷桩无差别;石英和玻璃纤维桩修复牙的折裂模式多为可再修复性根折,而不可修复性根折则见于钛桩和氧化锆瓷桩。

(3)抗折性:主要用单一持续应力下桩核系统所能承受的最大应力值来表示。与牙长轴成130°角加载。Heydecke 和 Peter 发现金属桩的牙折大多位于牙根中部或根尖 1/3,而与牙本质弹性模量相近的碳纤维桩多为牙根颈 1/3 的可修复性牙折,并且桩折断后容易取出。

4.纤维桩的黏结

纤维桩的化学构成使其可以和黏结性的水门汀材料形成微机械和化学的结合,这在很大程度上可以提高桩在根管内的固位能力,因而,对桩钉直径和长度的要求也有所降低,可以保存更多的剩余牙体组织。树脂黏结剂除了黏结作用,还能封闭纤维桩与牙本质间的缝隙,减少微渗漏的发生。Usume 用液体渗透法测试了不锈钢桩、玻璃纤维桩、氧化锆瓷桩和聚乙烯纤维桩的冠向微渗漏情况。结果表明,在 6 个月内的任何时间段,聚乙烯和玻璃纤维桩的渗漏量显著低于其余两种桩。Balbosh 对玻璃纤维桩进行了4 种表面处理:酒精清洗、酒精清洗加底涂剂处理、喷砂、喷砂加底涂剂处理。结果表明,底涂剂处理对增强固位并无效果,而喷砂可显著增强纤维桩的固位力。他们的研究还发现,对两种纤维桩进行热循环加载5~55 ℃ 3 000 次,其固位力与对照组相比并无显著差异。因此,对树脂黏结的纤维桩的热应力不必要过于担心。但 Purto 却认为,热应力会造成纤维桩的固位显著下降。

(三)陶瓷桩核

随着全瓷修复的广泛开展,陶瓷桩核越来越多地应用于临床(图 4-9)。根据陶瓷材料与制作工艺的不同,目前常用的陶瓷桩核包括:①铸造陶瓷桩核,如二硅酸锂陶瓷(IPS-EmpressⅡ、E.max)。②切削陶瓷桩核,如氧化锆陶瓷(Cercon、Lava、Procera)。③复合陶瓷桩核,如成品陶瓷桩＋铸造陶瓷核。陶瓷桩核所共有的优点为:颜色美观性好,可配合透光性良好的全瓷冠修复;桩核一体化,避免多个弱界面的产生。

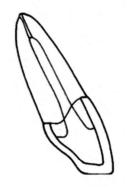

图 4-9　前牙陶瓷桩核-冠

1.铸造陶瓷桩核

采用失蜡铸造的方法完成。即桩核蜡型制作、包埋、失蜡,再热压铸完成陶瓷桩核。

(1)优点:①透光性好,美观性佳;②具有黏结性能,与根管壁形成牢固结合;③X线透射,不影响日后磁共振等影像检查。

(2)缺点:强度偏低,需要足够的桩道预备量,X线透射,对根管壁病变诊断不利,还有折断不易取出。

2.切削陶瓷桩核

采用计算机辅助制作完成。但由于桩道很深,不能直接通过桩道扫描获得数字化模型,通常预先制作桩核蜡型,进行蜡型扫描形成桩核的数字化模型,最后经过切削加工完成陶瓷桩核。但由于患牙根管直径有限,临床桩道预备要求高,切削过程中细长形态的桩成形较困难,因此加工过程尚需逐步完善,目前尚未广泛应用。

3.成品陶瓷桩＋铸造陶瓷核

采用预成氧化锆陶瓷棒,作为核桩蜡型的核心,包埋、铸瓷。氧化锆桩有较高的抗弯强度,与特制的铸造陶瓷能相互匹配结合成为陶瓷桩核。

优点:①既具有铸瓷核的透光性,又具有氧化锆的高强度。②操作性好,由于成品瓷桩有配套根管预备钻,桩道形态容易控制,精度可靠。因此这类桩核临床应用较多。

(四)金属桩核

1.铸造金属桩核

铸造金属桩核材料包括金合金、镍铬合金、钛合金等。具有良好的机械性能,但美观性较差。前牙铸造金属桩核多配合金属烤瓷冠及透光性低的全陶瓷冠,如氧化铝渗透陶瓷冠和氧化锆全瓷冠。但制作过程中需注意尽量保证冠的修复空间足够,以保证足够的瓷层厚度,以便达到良好半透明性(图4-10)。

2.预成金属桩树脂核

由于核为树脂,因此美观性能较铸造金属桩核佳,但由于存在多个修复界面,即金属桩与根管壁、金属桩与树脂核、树脂核与牙本质、核与冠等,且金属与树脂难以形成良好的黏结界面,因此,对于前牙修复来说,此类修复体有逐渐被纤维桩树脂核取代的趋势(图4-11)。

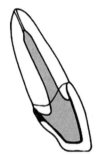
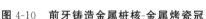
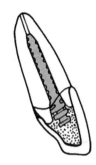

图 4-10　前牙铸造金属桩核-金属烤瓷冠　　　图 4-11　前牙成品金属桩-树脂核-金属烤瓷冠

(五)各种前牙桩核冠的适应证甄别

前牙修复首先强调美学性,其次是恢复功能。而对于已行牙髓治疗的前牙来说,如何能在保存牙体抗折性能的基础上尽量兼顾美观和功能,是修复医师面临的挑战。根据牙体缺损范围、美学效果及抗折性综合考虑,前牙区各类桩核冠的选择顺序为全瓷髓腔固位冠、纤维桩-树脂核冠、陶瓷桩核冠、金属桩核冠。

1.全瓷髓腔固位冠

适用于年轻恒牙、根尖发育未完成的患牙、修复间隙不足的患牙等,同时冠部牙体组织缺损轻度或轻中度,黏结面积足够,牙体变色不明显者,经良好根管治疗后,可首选全瓷髓腔固位冠。

2.纤维桩-树脂核冠

适用于单个牙的修复,如错位、扭转牙而非正畸适应证者;畸形牙直接预备固位形不良者;或邻面龋范围局限于龈上者。冠方剩余牙体组织可形成足够的牙本质肩领,特别是需作全瓷冠修复的患牙。

3.陶瓷桩核冠

适用于全瓷冠桥修复,或邻牙需行瓷贴面或全瓷冠修复的患者,选择陶瓷桩核冠可达到良好的美学效果。其中铸瓷桩核适用于单个牙修复;氧化锆桩核可用于桥基牙。如冠方剩余牙体组织不能形成完整的牙本质肩领,需要加强牙颈部抗力形,则最好选择氧化锆桩核。

4.金属桩核冠

适用于临床冠大面积缺损,或断面达龈下,但牙根有足够长度经临床牙冠延长术或牵引术后可暴露出断面以下最少 1.5 mm 的根面高度等情况。一般选择铸造金属桩核,配合金属烤瓷全冠设计,也可选择氧化锆全瓷冠。

(六)前牙残冠和残根保存修复的特点

1.前牙桩核冠的设计

牙体缺损修复体类型的选择主要取决于牙体缺损量的多少。当冠部牙体组织大部缺损时,只能采用桩核冠修复。前牙残冠和残根修复设计应注意:①剩余的牙体组织难以为全冠提供良好的固位;②根管治疗后的剩余牙体硬组织的减少导致牙齿强度的显著下降,修复后容易发生冠折根折。因此提高固位力和抗力的设计是桩核冠修复成功的关键,剩余牙体硬组织的设计要点如下。

(1)尽量保存剩余牙体组织:患牙的强度主要取决剩余牙体组织的量,尽量保存剩余牙体硬组织是桩核冠修复中的基本原则。根据所选择的最终全冠修复体的要求对剩余牙体组织进行预备,然后去除龋坏、薄壁等,其余的则为要求保存的部分。这部分剩余牙体将与核一起形成全冠预备体。

(2)牙本质肩领:牙本质肩领是大面积牙体缺损桩核冠修复中的一个非常重要的概念,要求最终全冠修复体的边缘要包绕剩余牙体组织断面 1.5～2.0 mm(图 4-12)。影响桩核冠修复后远期效果的因素中,剩余健康牙体组织的量和牙本质肩领的意义远远大于桩、核或全冠材料的选择。牙本质肩领可以提高牙齿完整性,增强患牙的抗折强度,防止冠根折裂。

(3)生物学宽度:当冠部牙体组织全部缺损或者缺损位于龈下时,剩余的牙体不能达到理想的牙本质肩领要求。为了获得牙本质肩领可以采用两种方法:一是牙冠延长术,去除一定的牙龈或牙槽骨,暴露根方牙体组织;二是牙根牵引术,通过正畸力将牙根向方牵引。牙冠延长术和牙根牵引术一定要遵从生物学宽度的要求。生物学宽度是指牙周组织的龈沟底至牙槽嵴顶之间至少保留 2 mm

的距离。这 2 mm 的生物学宽度包含 0.97 mm 左右的结合上皮和1.07 mm 左右的牙周纤维结缔组织。生物学宽度是与修复学密切相关。

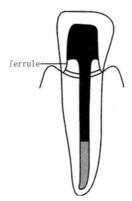

ferrule

图 4-12 前牙修复中的牙本质肩领

生物学宽度的临床意义:2 mm 的生物学宽度是保证牙周组织健康的基本条件。修复体龈缘位置不能过于向龈方伸展而造成结合上皮的损伤,从而破坏生物学宽度。在修复前的牙周治疗,如冠延长术、龈修整术等中,生物学宽度是决定其适应证选择及手术方案设计的重要依据。为了达到牙本质肩领和生物学宽度的要求,牙槽嵴顶以上至少要保留 4 mm 的牙体组织。包括 2 mm 的生物学宽度,1.5～2 mm 的牙本质肩领和 0.5 mm 的全冠边缘与龈沟底之间的距离。

2.桩的设计

(1)桩的功能:桩的主要功能是为核提供固位,当剩余的牙体不足以为核提供足够的固位时,则需要在根管内插入桩。因此并非所有的缺损牙都需要在根管内置桩。桩的另一个功能是可以改变牙根的应力分布,弹性模量是影响桩材料在牙根中应力分布的重要参数之一。理想的桩应具有和牙本质相同的弹性模量,使作用力可以沿整个桩长均匀分布,并有利于应力向牙根表面传导,减小应力集中。铸造金属桩弹性模量高,应力往往直接传导到桩与牙本质的界面而无吸收,使该处及桩根部应力集中,常导致不可修复性的牙折。纤维桩与常规铸造桩相比,除具有美观等优点外,更值得关注的特性就是具有与天然牙本质接近的弹性模量,有利于应力向牙根表面传导从而减少根内应力集中,降低根折发生风险。因此,医师应根据患牙修复后牙体抗折强度的预后来判断是否使用桩和使用什么材料的桩。

(2)桩的长度:桩的长度与固位和所修复的残根残冠的抗力都密切相关。适当增加桩的长度可以提高固位力和均匀分布应力。但过分增加桩的长度会导致过多地磨除根管壁牙本质,降低牙根的强度,破坏根尖的封闭。桩的长度取决于牙根的长度、牙根的锥度、牙根的弯曲度和牙根的横截面形态。对桩的长度有以下要求(图 4-13):①桩的长度至少应与冠长相等;②桩的长度应达到根长的2/3~3/4;③位于牙槽骨内的桩长度应大于牙槽骨内根长度的 1/2,达不到这一要求会导致根管壁在牙槽嵴顶区应力过度集中,易发生根折;④桩的末端与根尖孔之间应保留 3~5 mm 的根尖封闭区。由于根尖区侧支根管多,因此根管充填难以完全封闭,而桩进入根尖封闭区容易引起根尖周病变。

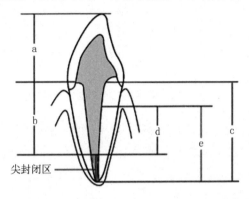

a.冠长度;b.桩长度;c.根长度,b≥a,b=2/3~3/4c;
d.牙槽骨内桩长度;e.牙槽骨内根长度,d≥1/2E

图 4-13　桩的长度要求

　　(3)桩的直径:桩的直径与桩的固位和牙根的抗力有关。增加桩的直径可以增加桩的固位和桩自身的强度,但是过分增加桩的直径必然要磨出过多的根管壁组织,造成根管壁薄弱,容易发生根折。桩周围的根管壁要求至少有 1 mm 的厚度。所以桩的直径取决于根横径的大小,理想的桩直径为根横径的1/3。

　　(4)桩的形态:桩的形态主要有柱形和锥形。根据桩的表面形态又可分为光滑柱形、槽柱形、锥形、螺纹形等。柱形桩的固位优于锥形桩,但由于牙根形态一般为锥形,所以理想的桩形态应与根的形态一致。桩的末端不应为平行柱状,以避免磨除过多的根管壁,导致根管侧穿或根折。螺纹形桩可以旋转嵌入根管内壁产生主动固位,在几种形态的桩中固位最好。但由于在桩的旋入过程中会在根管壁产生应力,增加了根折的风险,因此在根管壁较薄弱时应避免使用。

　　(5)桩核材料的选择:桩材料选择一是根据最终全冠的美观要求,二是要考虑桩对牙根抗折力的影响。全瓷冠有一定半透明性,金属桩核容易透出金属色,影响全瓷冠的美学效果。而核材料选择则需要考虑与牙本质颜色尽量相似者,如全瓷桩核、玻璃纤维桩-树脂核、石英纤维桩-树脂核等。不同材料的桩其机械性能差异很大，镍铬合金桩和全瓷桩的弹性模量远远大于牙本质，而纤维增强树脂桩的弹性模量与牙本质近似。为了防止根折，可选用弹性模量与牙本质近似的纤维桩。但这类桩在受力时变形较大，当牙冠剩余牙体组织不足时容易引起全冠边缘封闭的破坏。

三、后牙残冠残根的修复

（一）髓腔固位冠

修复体嵌入髓腔，𬌗面全覆盖，轴面部分覆盖或全覆盖，属于核冠一体结构。优点：核冠为一个整体结构，简化了修复步骤，减少了修复体之间的界面；由于不置桩，避免了根折风险；修复体所需龈距离小，适用于临床牙冠短，不宜行常规核桩冠修复的患牙（图 4-14）。

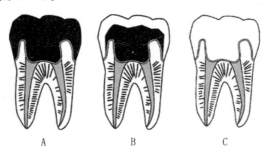

图 4-14 磨牙髓腔固位冠

A.金属嵌体冠；B.金属烤瓷嵌体冠；C.全瓷 endocrown

1.金属嵌体冠

固位力主要来自髓室壁的固位形，要求髓腔壁有足够的固位形。可以尽量保存剩余牙体组织。

缺点：因金属颜色显露而不美观；金属用量大，如为贵金属则成本高；去除倒凹过程会去除正常牙体组织；边缘线长，易患继发龋。

2.金属烤瓷嵌体冠

与金属嵌体冠不同的是修复体口腔面上瓷，遮盖金属颜色，改善了美观。

3.全瓷 endocrown

修复体用全瓷材料制成，与常规嵌体冠不同的是，全瓷 endocrown 固位力除来自髓腔壁的固位形外，还增加了树脂黏结固位，因此髓腔固位形要求不如嵌体冠高。修复体覆盖𬌗面及轴面，边缘可置于龈缘或龈上，对接型肩台；美观性佳。

(二)髓腔固位核冠

1.髓腔固位树脂充填核冠

目前复合树脂核越来越多地用于牙体修复。优点是操作很容易,在数分钟内就可以聚合,可以马上进行核的牙体预备,减少患者就诊次数;另外树脂与牙体组织间有黏结作用;固位形要求不高,可最大限度地保存剩余牙体组织;树脂的弹性模量接近牙本质;可用于牙根条件不良的患牙做姑息修复(图4-15)。

2.髓腔固位银汞充填核冠

银汞的抗折强度优于复合树脂。Kovarik 等在一项微观的研究中发现,在100 万 r 34 kg(75 磅)的载荷条件下,67%的银汞核仍保存完好,而复合树脂核只有 17%保存完好。在同一研究中,玻璃离子核在最初 22 万 r 的载荷下就无法承受了。因此银汞合金是良好的成核材料。髓腔固位银汞充填核与复合树脂核不同的是,患者需要多一次就诊次数。另外,固位形要求更高,有时可配合使用辅助固位装置,如牙本质钉(图4-16)。

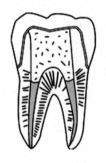 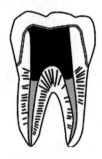

图 4-15　髓腔固位树脂充填核冠　　　　图 4-16　髓腔固位银汞充填核冠

(三)铸造金属桩核冠

由于根管治疗水平的提高和成熟,大量缺损后牙得以保存,当牙体缺损后剩余牙体组织难以维持充填体固位时,就必须使用桩来固位。而铸造金属桩核在后牙的残根残冠修复中应用最为广泛。有人研究,置桩后能使冠抗侧向力的能力从 15%增加到 48%。桩可由含镍、铬、铜、钛、金或铂等金属合金制成。在流电及腐蚀性方面,含钛、铂较高的合金和钴铬钼合金的性能较佳,而铜、镍铬合金较差。与前牙单根管不同的是,后牙根管形态多样,方向各异,多个桩如何取得共同就位道是后牙桩核冠修复中的难题。根据铸造桩核是否分体可分为整体铸造桩核和分体铸造桩核(图4-17)。

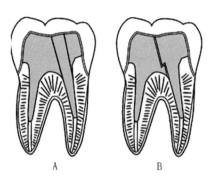

图 4-17 分体铸造金属桩核冠

A.插销式;B.分瓣式分体铸造金属桩核

1.整体铸造金属桩核

用于单桩桩核或双桩桩核能取得共同就位道者,桩核为整体铸造,戴入时整体就位。适用于单根或双根平行的前磨牙及中度缺损的磨牙。

2.分体铸造金属桩核

用于双根管或 3 根管后牙,各桩道不能取得共同就位道者。桩核分段铸造,戴入时分别就位。由于不同方向的就位道形成制锁结构,分体桩核具有优良的固位和抗力特性,适用于重度缺损的后牙。在后牙残根残冠的保存修复中,占据日趋重要的地位。但需要注意的是,分体桩一旦黏固,通常难以取出,不利于根管再处理,因此应保证完善的根管治疗后再行修复,否则不宜设计此类桩核。分体铸造金属桩核按桩分体设计形式的不同,可分为插销式分体铸造桩核和分瓣式铸造桩核。

(1)插销式分体铸造金属桩核:由主桩核和插销两部分组成,核与其中一个或两个相互平行的桩为整体铸造,其他与之不能取得共同就位道的桩以插销的形式与之连接,两部分分别制作铸型,分开铸造。就位时先将整体铸造的核桩就位,再将插销通过核桩上的孔道插入与核桩成一定角度的另一个或两个根管内,试戴、黏固完成,常规牙体预备,全冠修复。

(2)分瓣式分体铸造金属桩核:将与髓腔内壁方向较为一致的根管作主根管,将与髓腔内壁方向不一致的根管作次根管,各根管分别形成桩核,可按一定就位道进行拼接,成为完整的核预备体外形。与插销式分体桩核相比较,分瓣式桩核制作更难控制就位道,因此目前临床上应用渐少。

3.改良分体桩核冠

(1)插销固位一体式金属桩核烤瓷冠:为插销式分体铸造金属桩核-冠的改

良,不同的是核上直接烤瓷。用于临床牙冠短,间修复间隙不足的患者(图4-18)。

(2)纤维桩插销-金属铸造桩核-冠:将铸造金属插销换为成品纤维桩,由于插销为统一规格,临床桩道预备时放插销的根管采用统一根管钻预备,技工室仅需铸造其他部分的桩核即可,制作过程可以简化。但不适用于根管过细,无法放置特定直径纤维桩的磨牙(图4-19)。

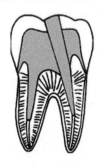 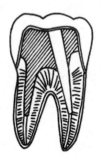

图 4-18 插销固位一体式金属桩核烤瓷冠　　　图 4-19 纤维桩插销-金属铸造桩核-冠

(四)成品金属桩固位核冠

成品金属桩或预成桩。厂家一般都会制作出不同直径大小的一套预成桩供医师选择,其外形有平行桩,有平行加末端锥形桩(根尖1/2或者1/3为锥形);最初均采用金属材质,有镍铬合金的,有钛台金的;表面有螺纹、十字纹等为增加固位力或水门汀排溢而设计的构造。桩核系统可按机械固位方式分为被动桩(黏固)或主动桩(螺纹)。螺纹桩比黏固桩固位好,但对牙齿产生较大的应力。除了各系统根管预备的配套钻针不同,这些系统的技术很类似。此类桩核冠为三体结构,即成品桩+树脂/银汞核+全冠,适用于根管治疗后的中度缺损后牙修复(图4-20)。

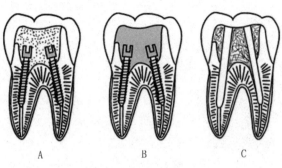

图 4-20 成品桩核冠
A.金属螺纹桩-树脂核-全冠;B.金属螺纹桩-银汞核-全冠;C.纤维桩-树脂核-全冠

(五)后牙桩核冠的适应证甄别

对于根管治疗后的后牙,修复原则是在保证牙体抗折能力的基础上尽量恢复功能,其次兼顾美观。修复体的设计和材料选择主要根据牙体缺损范围而定。

1.轻度缺损的磨牙

如1~4个轴壁缺损,但局限在1/3内,或一个轴壁缺损,未超过龈1/3者,剩余牙体组织足以提供核材料的固位,因此可选择全瓷髓腔固位冠、金属/PFM嵌体冠、髓腔固位银汞核冠或髓腔固位树脂核冠。

2.中度缺损的磨牙

如缺损虽仅涉及1个壁,但深达龈下者,或涉及2~3个轴壁,垂直高度未超过中1/3者,剩余牙体组织不能单独为充填核材料提供固位,但牙体预备后尚有完整的牙本质肩领,因此可选用成品桩-树脂/银汞核-冠修复,或整体铸造的单桩核-冠修复。如果余留髓腔壁深度超过2 mm,临床牙冠短者,也可以选择一体结构的髓腔固位冠。

3.重度缺损的磨牙

牙体大面积缺损,剩余牙体组织少,但尚有完整的牙本质肩领存在,如缺损范围达2~4个轴壁,垂直高度达颈1/3;或缺损虽然仅涉及2个轴壁但已达龈下,牙本质肩领至少有牙冠直径的1/2以上,则常规选择铸造金属分体桩核-冠修复。

4.超重度缺损磨牙

如缺损范围达3~4个轴壁,且均达龈下,几乎没有牙本质肩领,一般不应考虑保留,应予以拔除,选择种植义齿修复。另外,死髓牙作为义齿基牙风险大大高于单个牙的修复。在没有1.0 mm的牙本质肩领存在的条件下,前磨牙不应作桥基牙,甚至独立修复都有风险,应考虑拔除。研究表明,经牙髓治疗后的牙如果选作游离缺失可摘局部义齿基牙,它们失败的可能性是不作为基牙的4倍。而作为固定义齿基牙,其失败的可能性是单个牙修复的2倍。即使有牙本质肩领结构,在跨度超过一个缺牙单位的固定义齿中,使用死髓牙仍表示怀疑。如果负荷过大,牙体结构将有可能发生折断。牙髓治疗牙的修复涉及的牙数越多,修复所需的时间就越长,技术要求就越精细。如果必须行固定义齿修复,则建议改用种植体支持式固定义齿。

第三节　前牙的部分冠美学修复

前牙美学部分冠是指使用全瓷材料,联合借助固位形固位和黏结固位两种固位形式,对前牙较大面积缺损进行美学修复的修复体形式。按照传统的定义,部分冠往往是由金属制作,主要是应用于牙齿唇颊面完整,而其他轴面或咬合面需要修复治疗的患者。但是,随着瓷材料的发展,尤其是瓷与牙体组织之间的黏结技术的不断成熟,越来越多的前牙大面积牙体缺损可以使用部分冠进行修复。部分冠可以看成是瓷贴面的变体,或者是不完整的全冠,是介乎两者之间的修复形式。多使用长石类光线通透性好的瓷材料,使用铸造或 CAD/CAM 加工的手段制作。其特点是设计灵活,其宗旨是在最大限度地保护余留牙体组织与获得固位之间达到平衡,并满足美观的需求。

一、适应证

如果牙体的缺损通过瓷贴面修复无法获得足够的强度,而使用全冠修复又要磨除过多健康牙体组织时,可采用部分冠修复。例如,前牙的缺损涉及切缘和切角及大部分牙体,有较大的缺损间隙需要使用修复手段恢复与邻牙的接触关系时。

二、牙体预备

部分冠的使用是为了在进行牙体预备时使用合理的最小预备量,在获得修复体的固位和抗力的同时,尽量多地保留健康牙体组织,并留有充足的黏结面积。瓷贴面的固位力完全依靠黏结力,冠的固位力来自固位形。部分冠的固位力不仅要来自牙体预备产生的固位形,还要利用黏结剂所获得的黏结力,两者缺一不可。

在进行牙体预备时,应考虑以下四方面因素。

(1)保护牙髓牙本质复合体,尽量少磨除健康的牙体组织。

(2)尽量增大黏结面积:黏结剂能与釉质形成稳定持久的黏结,而与牙本质的黏结受多方面因素限制,因此,应尽量多地保留釉质黏结面积。在牙齿上能利用的黏结面积越大,所获得的黏结力就越大。

(3)单纯依赖黏结尚不能提供部分冠足够的固位,需要用固位形辅助固位。因此,在不占用黏结面积的前提下设置辅助固位,如增加侧壁固位、固位沟槽等。

(4)需要保留足够的修复体的厚度,以满足修复体自身强度的要求:全瓷修复材料尤其是长石类瓷,虽然有较为理想的透光性,但强度较低。瓷材料的断裂起始于材料表面的微裂纹在外界应力的作用下发生扩展,最终导致材料整体的失效断裂。导致材料断裂的最小应力与材料本身的厚度呈反比。因此,在部分冠承受力的区域保留足够的瓷材料厚度才能使部分冠在咬合时不致发生断裂。

三、部分冠的美学处理

(一)部分冠设计时的美学考虑

修复体的边缘与牙体组织的结合区是美学处理的薄弱环节,因为修复体需要通过黏结剂与牙齿黏固,修复体和黏结剂的折光率和遮光率与天然牙齿有差异。因此,应尽量将修复体与牙齿的结合区放置在肉眼难以辨别的区域,如邻面和唇面的颈缘处。利用修复体的折光性,在设计修复体的外形和边缘线时,可适当制作成一定厚度的斜面,既扩大了釉质的黏结面积,同时也使颜色过渡得更自然。

(二)部分冠黏结时的美学处理

当制作完成的部分冠修复体在口内试戴时,需要使用与黏结树脂颜色一致的试色糊剂模拟黏固后的色彩学效果。如果发现最终的混色效果未达到整体美学要求,可从两方面作出调整。

1.修复体本身的染色处理

部分冠的修复体一般是由长石类材料制作,有与之相配套的瓷外染色金属氧化物材料,以低于材料软化温度的烧结温度和程序,对修复体进行染色处理。

2.调节黏结树脂的颜色

部分冠的黏结类似于瓷贴面,因此可以使用瓷贴面的树脂黏结系统,使用不同颜色的黏结树脂混色调配出适合的颜色,也可以在黏结树脂中加入着色树脂调配混色效果。

第四节　后牙牙体缺损的嵌体修复

一、非金属嵌体修复的临床应用

非金属嵌体是指用复合树脂和全瓷等非金属材料制作的嵌体,用于恢复牙体缺损患牙的形态和功能的修复体。传统用于后牙牙体缺损嵌体修复的材料主要是各类金属,但金属材料存在美观不足、磨耗对天然牙、金属离子析出、牙体着色等问题。近年来随着复合树脂和全瓷材料性能的不断改善,非金属嵌体正以其美观和良好的修复性能越来越多地被医师和患者选择。

(一)直接修复与间接修复的比较

后牙牙体缺损的修复方法包括直接修复和间接修复两种方法。

1.直接修复

直接充填修复以其简便、快速的特点长期以来在临床普遍应用。常用的非金属充填材料是各类复合树脂,由于复合树脂光固化时存在聚合收缩和固化不全的问题,初步固化后的树脂会继续发生聚合反应,使其体积继续收缩。树脂固化产生的聚合收缩力为 $40\sim50$ MPa,树脂与牙釉质的黏结力为 $15\sim20$ MPa。当聚合收缩力超过树脂与牙本质、牙釉质的黏结力时,树脂与牙体组织界面就产生裂隙,这是充填修复后产生微渗漏的根源。微渗漏会造成充填体边缘着色、继发龋、牙髓炎,以及充填体松动脱落等问题。目前尚未发现一种直接充填技术能完全消除微渗漏。另外对于牙体缺损涉及牙尖的患牙,直接充填修复因为不能恢复理想的面形态,因此也无法恢复良好的咬合功能。对于有邻面缺损的患牙,直接充填也很难恢复良好的邻接关系,而导致食物嵌塞的问题。

2.间接修复

间接修复是指修复体在洞形外完成后,用黏结剂将修复体黏固在缺损的牙体上恢复牙体的形态与功能。由于间接修复体是在口腔外完成的,树脂固化时的收缩也是在口腔外完成的,这样就消除了直接充填修复时固化收缩对黏结的影响。间接修复树脂固化产生的体积收缩,在嵌体黏固时,黏结剂填补了收缩的体积,提高了修复体的边缘密合性,这意味着嵌体修复技术是一种能够减小微渗漏的有效方法。有研究报道,多功能黏结剂能在牙本质黏结界面形成混合层,它与树脂嵌体的单体成分相似,因此提高了树脂嵌体修复在洞壁的密合性。另外,树脂嵌体在二期处理过程中,单体转化率明显提高,这不仅使修复体的抗张强度、耐磨性和抗溶解性等物理机械性能大幅度增强,也减少了游离单体对牙髓的刺激。

(二)间接修复技术和材料的选择

1.复合树脂嵌体的间接修复技术

复合树脂嵌体与复合树脂直接充填相比较,由于树脂嵌体是在体外光照加热、加压固化之后再进行黏结,所以树脂在聚合收缩、微渗漏等方面的问题明显减少,因此继发龋和边缘染色发生的可能性也降低,术后敏感减轻,同时也避免了复合树脂附加固位钉充填后因固位钉腐蚀、氧化所致的固位钉周围牙本质和复合树脂染色的问题,有利于维持远期美观效果。与全瓷嵌体相比较,树脂嵌体制作工艺简单,费用较低,能满足多数人的美观需求,容易被医师和患者选择和接受。但复合树脂的抗压强度与瓷嵌体有较大的差距,远期修复效果不如瓷嵌体。

复合树脂嵌体材料的特点:复合树脂修复材料是一类由有机树脂基质和经过表面处理的无机填料及引发体系组合而成的牙体修复材料。复合树脂嵌体是近十年兴起的一种新型嵌体材料。嵌体复合树脂与充填用复合树脂是有差别的,嵌体用复合树脂材料的激活剂与催化剂大多需要在高温高压下才能发挥作用,所以嵌体复合树脂在操作时都需进行二期处理,材料的各种性能才能达到设计要求,否则树脂材料的诸多缺点就会影响修复效果。为了减轻树脂材料的缺陷,通常需要改变树脂组成的无机填料或改良聚合方法,使其物理性能得到改进。近年来,随着高强度复合树脂材料的应用和嵌体制作时二期处理技术的应用,以及树脂黏结剂的使用,后牙嵌体修复的临床效果有了大幅度的提高,加之树脂嵌体良好的美观效果,简单的制作工艺,较低的成本,使其具有良好的临床应用前景。

2.瓷嵌体修复技术

瓷嵌体修复技术按照加工工艺划分,有机械加工的瓷嵌体、热压铸造陶瓷嵌体、玻璃渗透尖晶石陶瓷嵌体和金沉积基底烤瓷嵌体。

(1)机械加工的瓷嵌体:机械加工的瓷嵌体是通过 CAD/CAM 技术完成的。CAD/CAM 技术是近20年迅速发展起来的一种综合计算机应用系统技术。其主要特点是加工精度高(加工精度0.005～0.1 mm),不受被加工对象形状复杂程度的影响,制作完成的嵌体准确度高,与基牙密合。可减少就诊次数,节约制作所需要的大量时间,有效提高了临床与技术室的工作效率和工作质量,但需要专门的仪器设备,费用较高。CAD/CAM 技术包括两种类型:第1种是利用机械加工的方法切削瓷块,使其一次成形为修复体的形状,再经染色完成最终的修复体;第2种是先用机械加工的方法切削预烧结的低密度瓷块为修复体的形状,再经二次烧结成致密的高强度修复体,之后经染色完成最终修复体的制作。

(2)铸造陶瓷嵌体:常用的有铸造玻璃陶瓷嵌体和热压铸造陶瓷嵌体。①热压铸造陶瓷嵌体:热压铸造陶瓷技术是采用失蜡法的工作原理通过热压铸造工艺成形的一种铸瓷修复技术。此类修复技术已商品化的材料代表是 IPS-Empress 陶瓷材料。②铸造玻璃陶瓷：又称微晶玻璃。铸造玻璃陶瓷技术也是采用失蜡法的工作原理通过铸造工艺成形的一种铸瓷修复技术。

（3）粉浆涂塑玻璃渗透尖晶石陶瓷嵌体：这种技术是采用粉浆涂塑技术成形，即将高纯度细颗粒的氧化镁制成注浆，涂塑在耐火石膏代型上，经过熔融法烧烤和渗透烧烤，其代表是 In-Ceram Spinell 陶瓷材料。

（4）金沉积基底烤瓷嵌体：这种技术是应用金沉积技术制作金基底层，再在其上烤瓷完成嵌体的制作。

（三）间接修复技术临床应用注意事项

与传统的直接充填修复相比，嵌体可以在模型上制作完成，恢复原有的牙体形态，恢复良好的咬合功能和邻接关系，修复体能高度抛光，容易清洁等，是一种比较理想的牙体缺损修复方式。但嵌体只能修复缺损部位的牙体，不能保护存留部分的牙体组织。因此，嵌体有严格的适应证和禁忌证。

1.适应证与禁忌证

适用金属嵌体修复的牙体缺损原则上也适用于非金属嵌体修复。与金属嵌体修复相比较，非金属嵌体还适用于以下情况：①因金属嵌体修复不能满足美观需求者，可设计非金属嵌体修复。②患牙缺损较多牙体预备固位形不足，需要增加辅助固位形时，可设计树脂黏结的瓷嵌体或树脂嵌体修复，利用树脂黏结剂与瓷和树脂良好的黏结性能，弥补固位形不足可能导致的固位不良的隐患。③当患牙缺损较多，存留的牙体组织为薄壁弱尖时，可设计树脂黏结的瓷嵌体或树脂嵌体修复，利用树脂黏结剂将患牙与嵌体连接成一个整体，有利于保护薄弱的存留壁和牙尖组织。④有金属过敏史的患者。

金属嵌体修复的禁忌证原则上也适用于非金属嵌体修复。与金属嵌体修复相比较，非金属嵌体在以下情况时应慎用：①患牙需要保守性嵌体修复时，应慎用费用较高的瓷嵌体，可选用费用较低且黏固性较好的树脂嵌体。②患有夜磨牙或紧咬牙等咬合性疾病患者，因其过度的咬合负荷应慎用耐磨性不足的树脂嵌体和脆性较大的瓷嵌体。

2.修复设计

（1）原则：牙体预备前应首先去除腐质并检查患牙缺损的部位、大小和缺损部分的形状，同时要仔细检查存留牙体组织的咬合接触位置，在此基础上按照牙体缺损的大致形态设计嵌体的窝洞形状，不需要作预防性扩展，不需要预备特殊的辅助固位形。这些要求符合牙体预备要求中最小损伤原则，可以使牙体组织得到最大限度的保留,使牙体的抗力和强度丧失最少,从而达到减少牙齿折裂发生的目的。金属嵌体牙体预备的基本原则多数也适用于非金属嵌体的牙体预备。

(2)洞形设计要求(图 4-21):与金属嵌体相比较,非金属嵌体牙体预备的一些特殊要求如下。①与金属嵌体要求洞壁向面外展 3°～5°角不同,非金属嵌体洞形的轴壁向面外展要增加到 6°～8°角,以利于嵌体顺利就位。因洞壁外展增加而减小的摩擦固位力可通过高强度的树脂黏结剂弥补。②瓷嵌体要求咬合面洞的深度≥1.5 mm,轴面预备≥1.5 mm,以满足瓷材料的使用要求。③非金属嵌体洞形预备要求表面光滑、圆钝,不强求洞壁点、线、角清晰,洞壁可留存倒凹,洞壁上的倒凹可用树脂充填的方法处理平整即可。④非金属嵌体不能预备洞斜面,这是与金属嵌体在牙体预备要求中最重要的区别。洞斜面在金属嵌体中有防止边缘牙体组织折裂和增加边缘密合度的作用,在非金属嵌体修复中这两个问题是通过树脂黏结剂良好的黏结强度来解决的。⑤嵌体的边缘设计要避开咬合接触区,面的边缘设计位置应与正中接触点保持 1 mm 的距离,以免出现黏结剂磨损或黏结面开裂。⑥洞底平面不做底平的严格要求,以去净龋坏牙体组织为准,也可用垫底材料修平底面。

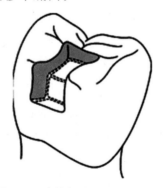

图 4-21　嵌体邻补面牙体预备外形

(3)有关嵌体洞形设计的力学研究:有研究提示,嵌体洞形的宽度越大,越容易使孤立牙尖成为应力集中区。当洞形的颊舌径宽度大于牙体颊舌径宽度的 1/3 时,牙尖的折裂概率明显提高。因此建议洞形的颊舌径宽度以小于牙体颊舌径宽度的 1/3 为宜。有研究报道,嵌体洞形的深度对患牙的抗折强度有明显的影响。洞形加深,牙体的抗折强度减弱。因此对于过深的洞形应在牙本质薄弱处和髓室底用树脂垫底材料作垫底处理。树脂垫底能显著减少全瓷嵌体和基牙牙尖折裂的危险。浅而宽的洞形若使用弹性模量高的材料修复,可以较好地保护薄弱牙尖;当洞形较深时,洞底通常比较薄弱,使用与牙体组织弹性模量接近的材料修复,在改善洞底部应力集中方面具有一定的优越性。对瓷嵌体不同洞壁锥度的研究提示:洞壁锥度不超过 7°角应力分布较好。对洞形龈壁的研究显示:增加龈壁高度,尽量减小龈壁宽度有利于减小修复后牙体的应力。龈壁角度的有无对牙体应力无影响。高嵌体修复时,牙本质应力集中现象有所改善,应力分布趋平缓。提示临床修复时,当嵌体窝洞宽度较大时可以考虑高嵌体修复。

3.树脂嵌体间接修复技术直接法

(1)树脂材料的选择:从材料的理化性能方面考虑,应选择硬质树脂材料;从美观方面考虑,要选择与邻牙近似的树脂色型。

(2)制作方法:按照非金属嵌体牙体预备原则完成牙体预备,隔湿,吹干预备体,洞壁涂布一薄层硅油,将选择好的树脂材料按照洞的深浅分 1～3 层充填,分层固化。为方便将嵌体取出,可在嵌体表面黏固一个小塑料棒。

(3)二次固化:将初步固化的树脂嵌体放入专用的热固化箱内光照加热固化。

4.树脂嵌体间接修复技术间接法

(1)树脂材料的选择:同直接法。

(2)制作方法。①牙体预备:按照非金属嵌体牙体预备原则完成牙体预备,要求各轴壁相互平行,洞形所有线角均需光滑圆钝,以防应力集中导致嵌体折裂。②排龈:常规排龈线退缩牙龈组织,减少龈沟液分泌,以便精细印模的制取。③制取印模:硅橡胶制取印模,要求印模清晰、完整。④灌注模型:用硬质石膏灌注模型,要求模型完整、工作区清晰,无气泡。⑤临时嵌体的制作:在原始印模即牙体预备之前制取的印模相应的牙位区域注入临时嵌体材料,注入量以注满预备牙的牙冠阴模为宜,快速将印模放入口内就位,在材料要求的时间内保持不动并在弹性期内将印模和临时嵌体从口内取出,待其完全凝固后常规打磨、抛光。隔湿,吹干预备牙体,将临时树脂嵌体就位于洞形内,修整外形,调整咬合,选用无丁香油的氧化锌临时黏结。

5.非金属嵌体的试戴与黏结

(1)黏结材料的选择:目前临床多采用树脂黏结剂。因为瓷嵌体在制作过程中不可避免地会出现气孔和裂纹等缺陷,严重影响修复体的强度等机械性能,树脂黏结剂可渗入其中的裂纹,限制裂纹进一步扩展和延伸,封闭裂纹形成屏蔽,防止水等液体对瓷的侵蚀作用,增强修复体的抗疲劳性能。同时能将瓷嵌体与牙齿通过黏结连接成一个整体,显著提高患牙和修复体的强度。有研究表明,树脂黏结剂使瓷与牙体之间的黏结层起到了一个缓冲带的作用,吸收了力,从而提高了瓷与牙体组织的黏结强度,保证了修复体具有良好的固位,增强了瓷嵌体和基牙的抗折强度,使全瓷嵌体的临床效果和保存率均有明显提高。树脂黏结剂的种类较多,临床操作方法也略有差别,使用时应严格按照产品说明书要求操作,以确保黏结效果。

(2)牙体洞形的清洁与嵌体的处理:黏结前应仔细去除洞壁上残存的临时性黏结材料,并彻底清洁洞壁。树脂嵌体在黏结前可以用笔式喷砂机轻轻喷砂处理黏结面。

(3)排龈:在患牙的龈沟内放入牙龈收缩线将牙龈排开,一方面将预备体的龈向预备边缘充分暴露出来,防止黏结剂进入龈沟内刺激牙龈,另一方面也可预防龈沟液和血液对黏结剂的污染。

(4)黏结:按照产品说明书要求规范操作,黏结界面需按要求处理,有条件者要使用橡皮障隔离唾液。多余的黏结剂应彻底清除,否则可对牙龈造成刺激,出现牙龈炎、牙周炎。对于透明度高的全瓷修复体,应事先用试色糊剂选择不同颜色的黏结剂,以期达到黏结后的美观效果。

6.垫底材料的选择与使用

(1)垫底材料的选择:嵌体修复时经常会使用垫底材料,垫底材料对嵌体修复的远期效果有影响。从生物安全性能考虑,垫底材料应该是对牙髓无毒、无刺激。从力学性能考虑,如果材料的弹性模量存在差异,功能状态时修复体和基牙的应力分布与集中也会不同。大量研究表明:选择弹性模量接近牙本质的垫底材料,有助于改善修复体和基牙的抗力性能。从黏结效果考虑,垫底材料与嵌体黏结剂的结合方式最好为化学结合。目前常用的垫底材料有玻璃离子水门汀、氢氧化钙、流动型复合体和复合树脂垫底材料。

(2)垫底材料的使用。①玻璃离子水门汀:有酸碱反应固化型和光固化与酸碱反应固化双固化型。其材料性能在色泽上具有半透明性,颜色与牙齿相近似,不会出现因垫底材料的颜色而影响嵌体的色泽美观。玻璃离子水门汀与牙本质形成化学性结合,黏结强度可达到 55 MPa,抗压强度可达到 200 MPa。对牙髓刺激性小,当牙本质厚度≥0.1 mm 时,对牙髓无刺激作用。另外,由于材料中添加了缓释氟化物,具有一定的防龋能力。但近期的研究发现,玻璃离子在很多方面存在不足:如物理性能相对较差,生物相容性不理想,与嵌体材料的黏结性不足等。②氢氧化钙:是一种盖髓垫底材料,易操作,抗压强度高。但因其弹性模量与牙本质和嵌体材料相差很大,容易产生应力集中,所以临床要求其垫底厚度不能超过 1 mm，并且需要根据垫底材料的性能，在其上再垫一层与嵌体黏结剂结合力强的垫底材料，以保证获得良好的黏结效果。③流动型复合体：属于单糊剂型光固化玻璃离子水门汀，临床易操作。具有良好的边缘密合性；与牙本质形成化学性结合；对牙髓刺激性小，可用于间接盖髓；具有放射线阻射性，方便 X 线检查；含氟具有抑菌性和抗龋能力。④复合树脂：近年来，复合树脂也被用作瓷嵌体的垫底材料。随着牙本质黏结剂的不断改进，新一代的自酸蚀黏结剂可以与牙本质形成混合层，封闭牙本质小管，有效地防止了术后牙髓敏感，为树脂垫底技术的广泛应用提供了条件。

（3）垫底材料在嵌体修复中的力学研究：从力学性能方面考虑，在垫底材料的选择中以弹性模量为主要参考指标。因为材料之间弹性模量的差异，会使修复体产生不同的应力分布。弹性模量越接近牙本质和修复材料，越有利于修复体和牙体的抗力性能。有学者对不同垫底材料对嵌体修复的影响作了力学分析。研究结果是：树脂基底的垫底材料比玻璃离子垫底材料能显著减小全瓷嵌体和基牙牙尖折断的危险。对不同光固化玻璃离子垫底材料的研究结果是：推荐使用高弹性模量的材料作为全瓷嵌体的垫底材料。很多研究发现，垫底材料的厚度影响全瓷嵌体的抗折性能。实验结果是：树脂基底较厚的瓷块比基底薄的瓷块抗折性更好。

7.非金属嵌体修复设计的固位与抗力

与牙体缺损全冠、桩冠、部分冠等其他修复设计不同，嵌体修复设计的难点包括了固位与抗力两个方面。如何在设计和牙体预备时做到既能少磨牙最大限度地保存牙体组织，又能满足嵌体修复的固位与抗力要求，了解嵌体设计的力学特点和嵌体材料的力学性能，有助于找到这两方面的平衡点。

（1）非金属嵌体修复的固位：与金属嵌体的固位一样，非金属嵌体也是通过嵌体与牙体组织之间形成的静态机械摩擦力、动态约束力和化学黏结力的共同作用形成的。固位形的设计和洞形轴壁的预备决定着嵌体静态机械摩擦力和动态约束力的大小，其中洞轴壁向面外展的角度与固位力成反比，非金属嵌体为了达到顺利就位，嵌体洞形的轴壁向面外展从标准要求的 5°角增加到 8°角，但这个角度的要求在临床牙体预备时很难准确做到，且此向聚合角度不利于机械固位。另外，在金属嵌体修复设计时，可利用钉洞等辅助固位形增加固位，但这对非金属嵌体不适用。因此，在非金属嵌体修复的固位方面，黏结剂的黏结固位作用在很大程度上起到了补充和加强作用。此外，树脂黏结剂与瓷和树脂嵌体材料之间良好的结合，不仅保证了修复体的黏结效果，同时还提高了修复体的强度。树脂黏结剂的使用为嵌体固位中黏结固位作用的重要性提供了良好的基础和保证,但应注意严格按照树脂黏结剂的产品使用要求操作。

(2)非金属嵌体修复的抗力:包括嵌体的抗力和牙体组织的抗力两部分。①嵌体:脆性材料的瓷嵌体,由于其材料的力学特点是抗压不抗拉,在相同载荷的情况下较金属嵌体更容易受应力集中的不利影响,出现瓷崩裂的问题。实验研究提示:瓷嵌体的厚度不少于 2 mm 就可保证它的强度。树脂嵌体材料的弹性模量与牙体组织接近,受力时的应力分布比较均匀,抗力性能较好。②牙体组织:影响牙体组织抗力的因素有牙体组织的存留量,预备体洞形的深度和点、线、角的形态特点,以及嵌体材料和垫底材料的弹性模量。牙体预备时磨除的牙体组织越多,存留牙体组织的抗力性能就下降越大。在这方面,非金属嵌体在设计和牙体预备的要求中,更多地考虑了对存留牙体组织的保护,优于金属嵌体的设计要求。在洞形深度方面,洞形越深,存留牙体组织的抗折能力越差。因此,在保证嵌体厚度的前提下,对于过深的洞形应作垫底处理。应力分布的特点是容易在直线的点、角处形成应力集中,非金属嵌体牙体预备要求的洞形表面光滑,线、角圆钝有利于避免应力集中,形成均匀应力分布。高弹性模量的嵌体材料受力时产生的变形小,牙体组织的应力分布比较均匀;低弹性模量的嵌体材料受力时产生的变形大,牙体组织的应力分布容易出现集中的情况。嵌体材料与牙体的弹性模量越接近,越有利于力的传导与分布。树脂嵌体受力时对牙体组织和自身的应力影响都比较小,就是因为树脂嵌体材料的弹性模量与牙体组织接近。

8.非金属嵌体修复后容易出现的问题与处理

(1)嵌体修复后疼痛:嵌体在完成黏结后立即出现疼痛,这种情况多为牙髓受到刺激引起的过敏性疼痛,一般黏结后一段时间疼痛可逐渐减缓消失。如黏结后出现咬合疼,多为咬合创伤引起,应检查咬合,作调整处理。如果使用一段时间后出现疼痛,多为嵌体松动产生继发龋所致。这种情况需要拆除嵌体,重新治疗修复。如果使用一段时间后出现咬合疼,多为根尖周问题引起,应作相应的检查和处理。

(2)嵌体修复后牙齿折裂和嵌体折裂:牙齿折裂是因为咬合力过大或存留的牙体组织抗力不足引起的。适应证选择不合适、修复后咬合不平衡造成局部应力过大等都是造成牙齿折裂的原因,应根据折裂的具体情况作相应的处理,例如牙髓治疗后行全冠或桩冠再修复。瓷嵌体容易出现折裂的问题,这主要是因为瓷嵌体厚度不足、洞形设计不合理或咬合力过大所致。

(3)嵌体修复后松动脱落:这种情况多为嵌体制作的精确度不够,嵌体与牙体不密合;黏结剂选择不合适或操作不当;洞形过浅固位力差等原因引起的,应认真查找原因并作相应的处理。

(4)嵌体边缘微渗漏:这种情况多为嵌体制作的精确度不够,嵌体与牙体不密合或黏结剂质量问题引起的。早期无症状,随着问题的发展可出现牙齿敏感、嵌体与牙体黏结边缘出现色素沉着等问题。早期可采用窝沟封闭的方法治疗,如果范围大或出现继发龋,就应该拆除修复体,治疗后重新修复。

二、嵌体的特殊形式——嵌体冠

(一)嵌体冠的概念

嵌体冠虽然是由嵌体和冠两部分组成,但它们是一个统一的整体。嵌体冠中的嵌体部分起主要固位作用,冠用于恢复牙体的外形,建立良好的咬合关系,保护薄弱的存留牙体组织。

(二)嵌体冠的分类

(1)根据制作材料的不同,嵌体冠可分为金属嵌体冠、全瓷嵌体冠和树脂嵌体冠。①金属嵌体冠:是利用失蜡铸造法的原理制作完成的。这种方法制作简单,是临床最常用的一种传统制作方法。制作嵌体冠的合金有金合金、金银钯合金、镍铬合金等。金合金化学性能稳定,铸造收缩小,机械性能和生物学性能较其他金属材料更适合用于制作后牙嵌体冠。②全瓷嵌体冠:多采用 CAD/CAM 技术制作完成。这种制作方法技术要求高,费用较高。但由于全瓷嵌体冠具有与天然牙相近似的颜色和半透明性,具有良好的美观性能,目前正在被越来越多的医师和患者所接受。例如,用可切削的二氧化锆瓷块制作的无饰瓷二氧化锆嵌体冠。③树脂嵌体冠:是使用硬质复合树脂光固加热加压完成的。这种方法制作简单,价格较低,适合儿童乳磨牙嵌体冠的修复。

(2)根据固位方式的不同,嵌体冠可分为髓室固位嵌体冠和髓室-根管联合固位嵌体冠。①髓室固位嵌体冠:利用髓室固位的嵌体冠。适用于髓腔比较深大,深度在 2.0 mm 以上,缺损位于龈上 1.0 mm 以上,轴壁厚度不少于 1.0 mm,经过完善根管治疗的磨牙残冠。②髓室-根管联合固位嵌体冠:这类嵌体冠除了利用髓室固位之外,还需要利用部分根管的固位来保证修复体具有足够的固位力。适用于髓室深度不足,如髓室深度不足 2 mm,为获得足够深度固位,通过根管口向下扩展,获得可靠的固位深度以保证修复体的固位。

(三)嵌体冠的适应证

(1)严重磨耗,咬合紧;牙体组织大面积缺损,同时伴有龈距离小;经完善根管治疗的磨牙。

（2）牙体组织大面积缺损，但缺损位于龈上，存留壁的高度和厚度不少于1.0 mm，髓腔深大，利用髓腔可获得足够的固位力，经完善根管治疗的磨牙。

（3）根管钙化、髓石、断针、塑化致根管无法扩通等原因，部分根管不能进行完善根管治疗的磨牙。

（4）牙体大面积缺损，经完善根管治疗后可利用髓腔固位的乳磨牙。

（5）若固定桥基牙临床牙冠短，可设计嵌体冠修复的基牙。

（四）嵌体冠的优缺点

（1）嵌体冠与桩核冠相比，嵌体冠简化了临床操作过程，只需将髓腔形态进行磨改使之符合嵌体洞形即可；免除了根管预备的操作程序，避免了根管侧穿的危险性；减少了制取根桩蜡型的操作；节省了医师的临床操作时间；减少了患者的就诊次数；也减少了牙根折裂的危险，但其适应证范围比桩核冠窄。

（2）嵌体冠与嵌体相比，嵌体冠覆盖了牙齿的整个咬合面，避免了嵌体修复时单个牙尖承受的过大应力，避免了牙尖折裂的风险；起到了保护薄壁弱尖的作用。适应证范围比嵌体宽，但磨除牙体组织比嵌体多。

（五）嵌体冠的牙体预备

1.髓室洞形预备

要求按照髓室形态预备出嵌体洞形，洞轴壁外展2°～5°角，并应与预备后轴面取得共同就位道。不要求绝对的底平，轴壁无倒凹，轴壁上的倒凹可用树脂修平整，髓室底可用垫底材料修平整（图4-22，图4-23）。金属嵌体冠应按照金属嵌体洞形预备要求预备出洞斜面；瓷嵌体冠和树脂嵌体冠要按照非金属嵌体要求各轴壁相互平行，洞形所有线角均需光滑圆钝，不预备洞斜面。

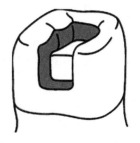

图 4-22　嵌体冠牙体预备外形

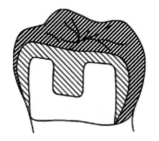

图 4-23　嵌体冠剖面

2.冠预备

按照全冠要求预备各轴面，向聚合度2°～5°角。

3.髓室固位嵌体冠的牙体预备

除了遵循以上髓室洞形预备和冠预备的要求之外,如果髓腔底部直径大于口部直径,为了尽量保存剩余牙体组织,可利用充填填补倒凹方法,获得底平壁直的髓室箱状固位形。

4.髓室-根管联合固位嵌体冠的牙体预备

除了遵循以上髓室洞形预备和冠预备的要求之外,还需要做部分根管的预备。如果髓室洞形深度<4 mm,需要向下预备部分根管以增加固位力,预备深度 3~4 mm。

(六)排龈、制取印模和灌注模型

1.排龈

常规排龈线退缩牙龈组织,减少龈沟液分泌,以便精细印模的制取。如邻颈部缺损齐龈或龈下1.0 mm以内,必要时进行局部牙龈切除术,以确保嵌体与颈部缺损面的密合。

2.制取印模

硅橡胶制取印模,要求印模清晰、完整。

3.用硬质石膏灌注模型

要求模型完整、工作区清晰,无气泡。

(七)嵌体冠的制作

通常是在口外模型上制作完成嵌体冠。

1.金属嵌体冠

失蜡铸造法完成。具体操作要求参照金属嵌体和铸造全冠的制作。

2.全瓷嵌体冠

多采用 CAD/CAM 技术制作完成。具体操作要求参照全瓷嵌体的制作。

3.树脂嵌体冠

多用硬质复合树脂光固加热加压完成。具体操作要求参照树脂嵌体的制作。

(八)嵌体冠设计的力学合理性

1.嵌体冠设计的特点

对于存留牙体组织少,同时伴有龈距离小的患牙,如果单纯设计环抱固位的冠修复,难以获得良好的固位力,容易出现牙冠脱落的问题。如果设计桩冠修复,修复体的固位虽然得到了解决,但不能使存留牙体组织的抗力强度增加,反而会增加牙根折裂的概率,因为桩只有增加固位的作用,没有增加存留牙体组织强度的作用,而对于这种缺损类型,嵌体冠的设计是基于将髓室洞形的固位,合理地用于弥补单纯轴壁环抱固位形的不足。既解决了修复体固位的要求,又不影响存留牙体组织的抗力强度,是一种理想的修复设计。

2.嵌体冠固位的特点

嵌体冠的固位是通过嵌体的冠内固位和全冠的冠外固位相结合的结果。嵌体和基牙轴壁间可形成很强的机械嵌合力,能够为修复体提供大部分的固位力,加之冠边缘形成的环抱固位力及黏结剂提供的黏结力,可以为修复体提供足够的固位。

3.嵌体冠抗力的特点

嵌体冠嵌入髓室内,同时覆盖牙体外部,内外形成一个整体,大大提高了患牙在行使功能时的抗力,使患牙具有更强的抗折裂能力,良好的黏结剂不仅能增强固位力,更能紧密连接修复体和基牙,使其成为一个整体有效分散缓冲咬合力,提高修复体的抗折裂强度。

4.嵌体冠的特殊应用

儿童乳磨牙龋坏导致牙体大面积缺损是儿童牙体的常见病和多发病。由于牙体缺损多,临床常规的充填方法难以获得良好的固位,充填物反复脱落的问题成为儿童牙体治疗的难题。充填治疗也不能恢复牙冠的形态、咬合关系和邻接关系,影响咀嚼功能。乳磨牙由于其特殊的解剖结构和生理发育特征,临床牙冠较短,牙根也会逐渐吸收,全冠修复效果差,也不宜设计利用根管固位的桩冠修复。儿童乳磨牙嵌体冠的修复设计,合理地利用了位于髓室内的嵌体部分固位,为修复体获得良好的固位提供了有效的保证。

第五章　牙列缺损的修复

第一节　固定义齿的设计要领

一、适应证的选择与把握

固定桥修复能够最大限度地恢复患者的咀嚼功能、语音功能及缺失牙的解剖形态，基本上不改变口腔原有的环境，戴用舒适，容易适应，美观，是受患者欢迎的修复方式。与可摘局部义齿相比较，固定桥基牙的牙体磨除量较大，少数患者难以接受；固定桥制作的难度较大；固定桥修复有更为严格的适应范围，并非所有牙列缺损患者都适合固定桥修复。因此，修复前必须对牙列缺损患者的口腔局部环境进行周密的检查，并结合患者的个体特点和全身情况进行综合分析，确认能否达到固定桥修复的预期效果。为此，应该严格控制其适应证，可以从以下几方面考虑。

(一)缺牙的数目

固定桥的力主要由缺牙区两侧或一侧的基牙承担，必要时将相邻牙共同选作基牙，所有基牙共同分担桥体的力。固定桥较适合于少数牙缺失的修复，或者少数牙的间隔缺失，即1个牙或2个牙缺失，由2个基牙支持。如为间隔的少数牙缺失，可增加中间基牙作支持。对多数牙的间隔缺失，应持谨慎态度，在有条件设计中间种植基牙时，也可以设计固定桥。若前牙的咬合力不大，中切牙和侧切牙累加达到3～4个时，只要尖牙的条件好，也可以设计前牙固定桥。总之，考虑缺牙的数目是防止基牙超过负荷能力造成牙周损害，导致固定桥修复失败。对于口内缺失牙太多而余留很少的情况下，在没有其他辅助固位、支持措施时,不能采用固定桥修复。

(二)缺牙的部位

牙弓内任何缺牙的部位,只要符合少数牙缺失,或者少数牙的间隔缺失,而基牙的数目和条件均能满足支持、固位者,都可以考虑固定桥修复。对缺牙的部位要求较为特殊的是末端游离缺失的患者。如第二、第三磨牙游离缺失的患者,要求单端固定桥修复,其桥体受力会对基牙产生杠杆作用,可以用第二前磨牙和第一磨牙同时做基牙,基牙支持力量足够,桥体选择减轻力设计形式,设计单端固定桥修复第二磨牙。如果只用第一磨牙做基牙,则要求基牙条件好,对颌牙为可摘局部义齿的患者,且桥体的颊舌径和面近远中径均应减小;对颌牙为天然牙或固定桥时,通常不应设计单基牙的单端固定桥。对于多个磨牙游离缺失的患者,牙槽骨条件允许种植者,可以借助种植基牙,设计种植基牙固定桥或种植基牙-天然牙联合固定桥,以解决末端游离患者固定修复的问题。

(三)基牙的条件

固定桥基牙和桥体承受的力几乎全部由基牙来承担,故基牙的条件是患者能否接受固定桥修复治疗的关键性因素,也是适应证选择中最重要的条件。

1.牙冠

理想的基牙的牙冠龈高度应适当,形态正常,牙体组织健康。临床实践中,常常遇到牙冠硬组织缺损或牙冠发育畸形者,只要不影响固位体固位形的预备,能满足固位的要求,可以作为固定桥的基牙;如果牙冠缺损面积过大、牙冠形态不良、临床牙冠过短等,均必须采取增强固位力的措施。例如,牙体形态调整预备为有利于固位的形态;增加牙体的龈向垂直高度;预备辅助固位形;使用根管内桩核固位等,必要时增加基牙数目以满足固定桥的固位要求。达到上述条件的牙冠,可选为基牙。

2.牙根

基牙牙根应该粗壮并有足够的长度。多根牙的牙根有一定的分叉度最好,支持力最强。随着患者年龄的增长和牙周疾病等原因,牙根周围可能出现牙槽骨吸收,要求最多不超过根长的1/3。必须选用牙槽骨吸收较多的牙做基牙时,应该增加基牙数。对于牙根短、小、细的患者,除使用根桩固位的措施外,也应该增加基牙数。

3.牙髓

基牙最好是健康的活髓牙。如系牙髓有病变的牙,应进行完善的牙髓治疗,并经过一定时间的观察,证实病变已治愈,不影响固定桥的效果者,可以选作基牙。经牙髓治疗后,考虑到牙体组织脆性增加,应采取桩核等措施增加牙体强度。牙髓治疗不彻底或治疗导致余留牙体组织大量减少时,不宜选为基牙。

4.牙周组织

基牙要承担自身的和桥体的力,必须要求基牙牙周组织健康。最为理想的情况是牙周无进行性炎症,根尖周无病变,牙槽骨及颌骨结构正常,牙槽骨几乎无吸收。但是在临床上很难遇到理想的状况,较为常见的是牙周无不可治愈的炎症,无病理性动度,牙槽骨虽有不同程度的吸收,其吸收最多不超过根长的1/3。牙周病患者经过综合治疗后,要求用固定桥修复少数缺失牙,条件可适当放宽,增加基牙的数目,设计类似牙周夹板的多基牙固定桥。

5.基牙位置

通常要求基牙的位置基本正常,无过度的牙体扭转或倾斜移位,以便牙体预备时,易于获得基牙间的共同就位道和少磨除牙体组织。个别严重错位的牙,征得患者同意后,可以将牙髓失活后用核冠改变牙冠轴向并用做基牙,取得基牙之间的共同就位道。

(四)咬合关系

缺牙区的咬合关系要求基本正常,缺牙间隙有适当的龈高度,对颌牙无伸长,有良好的间锁结关系,缺隙侧邻牙无倾斜移位。如果邻牙倾斜,对颌牙伸长等,只要能采取措施,调磨短伸长牙,或调磨基牙倾斜面,或者改变固位体的设计,均可以制作固定桥。对于牙缺失导致咬合紊乱者,或伴有余留牙磨耗严重,垂直距离降低不能单独使用调的方法,应该在经过调、咬合板治疗后作咬合重建。对于缺牙间隙的龈高度过小的患者,一般不宜设计固定桥。患者牙列的覆关系对适应证有一定的影响,通常不适宜为重度深覆的患者设计固定桥,原因是前伸运动时,下前牙容易撞击上前牙造成创伤。对其他的深覆的患者,应结合口内情况分析,只要牙体预备能够为固位体提供足够的间隙,患者无咬合和颞下颌关节症状,就可以考虑做固定桥修复,并注意避免正中与前伸的早接触。

(五)缺牙区的牙槽嵴

缺牙区的牙槽嵴在拔牙或手术后3个月完全愈合,牙槽嵴的吸收趋于稳定,可以制作固定桥。缺牙区的牙槽嵴的愈合情况与拔牙时间、手术创伤范围、患者的愈合能力等有关。对缺牙区剩余牙槽嵴要求是愈合良好,形态基本正常,无骨尖、残根、增生物及黏膜疾病。临床上常有患者要求立即修复或拔牙后短期内修复,早期修复有助于患者恢复功能和美观,功能性刺激可能减缓牙槽嵴的吸收,可行暂时桥修复。随着牙槽嵴的吸收,桥体龈端与牙槽嵴黏膜之间会形成间隙,影响美观和自洁,待牙槽骨吸收稳定后,可做永久性固定桥。

不同患者牙槽嵴的吸收程度不同,不同的部位牙槽嵴的吸收程度亦不同,对适应证和设计有影响。前牙缺失牙槽嵴吸收较多时,桥体牙龈端至牙槽嵴顶通常留有间隙,或者勉强关闭间隙,但桥体牙过长,都会影响美观(图 5-1)。可用可摘式基托关闭此间隙,但是必须注意保持口腔清洁卫生;也可将过长的桥体牙颈部上牙龈色瓷,使之与邻牙的颈缘协调。后牙牙槽嵴的吸收较多时,由于对美观影响小,可以设计非接触式桥体,或者设计接触面积较小的桥体。

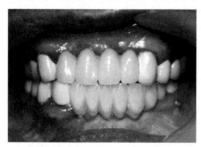

图 5-1　牙槽嵴吸收较严重,不美观的固定义齿修复

(六)患者年龄

患者的年龄对固定桥适应证的选择有一定的影响,随着临床诊疗水平的提高,年龄对适应证的影响正在逐步减小,一般说来,青年和壮年阶段是最佳年龄段,即 20~55 岁。年龄过小的恒牙特点是临床牙冠短、髓腔大、髓角高,有时根尖尚未发育完全,牙的患龋率较高,在作牙体预备时容易发生意外穿髓。而老年患者经常有牙周组织退缩的情况发生,若年龄过大,牙周组织退缩明显,牙根暴露,牙周支持力下降,还可因牙的倾斜或移位较难取得共同就位道;老年患者常常伴有牙松动、颈部龋齿、重度不均匀磨耗、食物嵌塞和口腔卫生不良的不利因素,给固定桥修复带来困难和不良后果。对于老年患者个别牙缺失,牙槽骨虽有一定程度的吸收,但余留牙无或仅有轻微的动度,牙体组织健康,口腔卫生良好,也可以考虑设计固定桥。如果想要减少牙体磨除量,固位体可以设计龈上边缘形式。

(七)口腔卫生情况

固定桥是患者不能自行摘戴的修复体,虽然设计时要求固定桥能够自洁和易于清洁,但由于固定桥结构的特殊性,桥体龈端和邻间隙难于清洁。患者的口腔卫生差,牙垢沉积,菌斑集聚,容易形成龋病和牙周病,导致固定桥修复失败。为患者制作固定桥前,必须进行完善的牙体、牙周治疗。让患者认识到保持口腔清洁卫生的重要性并密切配合,形成良好的口腔卫生习惯,仍然可以进行固定桥修复。

(八)余留牙情况

在决定选择固定桥设计时,不仅要考虑基牙的健康情况,而且要考虑口内余留牙的情况,特别是在同一牙弓内。要求余留牙牙冠无伸长、下沉及过度倾斜,无重度松动,无不良修复体;牙冠无龋坏或龋坏已经治疗;无根尖周病或牙周病。对于无法保留的患牙,拔牙应纳入患者的治疗计划内并在固定桥修复前进行;一旦在固定桥修复时出现患牙去留问题,应该全盘考虑,是否继续制作固定桥或改变设计为可摘局部义齿。

(九)患者的要求和口腔条件的一致性

在适应证的选择中,应该充分考虑患者的要求,患者在较充分知晓固定桥优缺点后,有制作固定桥的主观愿望,并能接受牙体预备的全过程,能够合作,有良好的依从性,应充分考虑这类患者的要求。患者的主观愿望常和患者的口腔医学常识有关,也和良好的医患沟通有关。口腔医师应认真负责地如实介绍固定桥的相关知识,进行口腔医学的科普宣传。

二、主观愿望与客观条件的协调

口腔的局部条件是选择固定桥的决定因素,医师必须考虑患者的要求和口腔条件的一致性,是最佳适应证还是可选择的适应证,是非适应证还是绝对的禁忌证,应该明确界定。当口腔的客观条件符合患者的主观要求时,固定修复通常能够取得较好的效果;当两者发生冲突时,医师应对患者作耐心细致的解释和引导,取得患者的理解和配合,选择适宜的修复方法,而不能无条件地满足患者的任何要求,否则可能造成事与愿违的结果。固定桥修复虽然有着显著的优点,但也不能滥用,如果选择应用不当,反而会给患者带来不必要的损害。下面一些情况不宜采用固定桥修复:①患者年龄小,临床牙冠短,髓腔较大,髓角高,根尖部未完全形成时。②缺牙较多,余留牙无法承受固定义齿力时。③缺牙区毗邻牙(基牙)牙髓、牙周已有病变未经治疗时。④缺牙区的龈距离过小者。⑤末端游离缺失的缺牙数 2 个或超过 2 个时。⑥基牙松动度超过 I°时或牙槽骨吸收超过根长 1/3 者。⑦拔牙创未愈合,牙槽嵴吸收未稳定者。

非适应证或者禁忌证并非绝对不变,经过彻底治疗的牙髓病、牙周病患牙,依然可以用作基牙;经调磨伸长牙,可能解除牙间锁结;增加基牙或采用种植基牙等手段,可达到固定桥的固位的要求;牙槽嵴吸收未稳定者经过一段时间,吸收稳定后可作固定桥修复。

在临床实践中,适应证的把握是十分重要的。然而,因患者存在个体差异,口内条件各不相同,医师对适应证的掌握尺度经常有差异,通常没有一个绝对的界限,可以有最佳适应证,可接受的适应证,有一定保留条件的适应证,非适应证或者禁忌证。尽管如此,医师应站在患者的立场上,从长远考虑,掌握好适应证的尺度,而这个尺度衡量着医师的医疗技术知识和水平,甚至衡量着医师的职业道德水准。应该注意的是医师如过分放宽适应证,可能给患者带来不必要的损害与痛苦。

三、基牙的合理选择与保护

作为牙支持式的修复体,固定桥修复成功与否,在很大程度上取决于基牙的选择是否正确。基牙是固定桥的基础,基牙的健康是固定桥存在及行使功能的重要前提,不合理的固定桥设计往往首先导致基牙及其牙周组织的损伤而使修复失败。因此,保护桥基牙并维持其长期健康是固定桥设计必须遵循的原则。

保护桥基牙应从基牙的牙髓、牙体和牙周组织 3 个方面来考虑。在基牙上设计固位体时,要根据基牙的形态及修复体所要求的固位力和支持力选择固位体的种类,尽可能少磨除牙体组织。固位体的设计应该尽可能地减少继发龋的发生,以保持其牙体组织的健康。同样,固位体的设计也应尽可能保持正常的牙髓活力,尤其是年轻患者,牙齿的髓腔较大,更应注意对牙髓的保护。桥基牙的牙周组织健康对保证修复体长期存在并行使功能是非常重要的,应该按照生物力学的原则进行设计,以保证桥基牙在功能活动中不受损害。近年来,随着理工科学的迅猛发展,各学科之间的交叉融合也日益增多,各种先进的技术和方法被引入口腔科学,不少学者进行了口腔生物力学方面的研究,并取得了大量的科学的实验结果。应用这些研究成果指导修复临床,就有可能使固定桥的设计建立在更符合生物力学原理的基础上,这对维护基牙的健康,预防疾病发生,延长固定桥的使用寿命都是十分重要的。此外,修复体的外形应该有利于自洁,对牙龈组织有功能性按摩作用,以促进基牙的牙龈和牙周健康。

基牙的主要功能是支持固定桥,负担着基牙自身和桥体额外的力,故要求基牙要有足够的支持负重能力。同时,固定桥是靠固位体固定在基牙的冠或根上才能行使功能,因此要求基牙预备体应该满足固位体的固位形要求,牙冠部或根部提供良好的固位形,所以基牙应有良好的固位作用。由于固定桥将各基牙连接成为一个整体,故要求各基牙间能够取得共同就位道。选择基牙时,应考虑以下因素。

(一)基牙的支持作用

固定桥所承受的力,几乎全部由基牙的牙周组织承担,基牙及牙周组织的健康对于固定桥的支持作用非常重要。基牙的支持能力的大小与基牙的牙周潜力有关,即与基牙牙根的数目、大小、长短、形态、牙周膜面积的大小及牙槽骨的健康密切相关。就牙根的数目而论,多根牙比单根牙支持力的能力大;牙根粗壮比牙根细小支持作用强;牙根长比牙根短的支持作用强;从牙根形态来看,分叉的多根牙比单根牙或融合牙根负重能力强,牙根横截面呈椭圆、扁圆或哑铃形时支持作用好。在具体选择时,应该考虑临床牙冠和牙根的比例,临床冠根比例若能达到1∶2或2∶3较为理想。冠根比为1∶1时,是选择基牙的最低限度,否则需要增加基牙。

通常认为,健康的牙周组织均具有一定的牙周潜力,而牙周潜力与牙周膜面积呈正比关系,故牙周膜是固定桥支持的基础,可用牙周膜面积来衡量基牙的质量及是否能选为基牙。牙周膜的面积与牙根的数目、大小、长短、形态有关。长而粗壮的多根分叉牙,牙周膜面积大,支持能力强。临床上,要求各桥基牙牙周膜的面积总和等于或大于缺失牙牙周膜面积的总和。在应用这一原则时,还应该注意下述 3 个问题。

(1)牙周膜面积是不断变化的,当牙周退缩,或牙周袋型成时,牙周膜面积相应减小。必须正确判断不同程度牙槽骨吸收后的剩余牙周膜面积,以便作出符合实际情况的设计。特别应该注意牙周组织有一定程度退缩或者伴有牙周损害时,牙周膜面积的变化大,牙周膜受损的程度和部位与牙周膜减少的程度密切相关。牙周膜的附着面积在牙根的各部位是不相同的,单根牙以牙颈部最大,故牙颈部牙周膜的丧失会导致该牙较多支持力的丧失。而多根牙以根分叉处附着的牙周膜面积最大,因此,牙槽骨吸收达根分叉时,牙周膜面积和支持力才会有较多的损失。当牙周膜的面积减小,牙周支持组织的耐力也随之下降,牙周储备力也相应减小。

(2)牙周膜的正常厚度为 0.19～0.25 mm,此时的支持能力最大。随着咀嚼功能和牙周的病理变化牙周膜厚度会发生变化,无功能的失用牙的牙周膜变窄;有咬合创伤或松动牙的牙周膜变宽虽然不影响牙周膜面积,但是均减小了支持能力。

（3）牙周膜面积的大小并不是决定固定桥设计的唯一因素。根据牙周膜面积来决定桥基牙的数量，在临床上具有一定的参考价值，但并不能适用于所有情况。例如，3|3 的牙周膜面积之和＜21|12 之和，当 21|12 缺失，仅以 3|3 为桥基牙作固定桥修复，按照牙周膜面积的计算，这种修复是不恰当的，必须增加桥基牙。但临床实践证明，如果前牙牙弓较平直，扭力不大，患者的咬合力不大时，而 3|3 冠根正常，牙周组织健康，咬合关系正常时，可以用两尖牙作为基牙支持 321|123 固定桥。在单端固定桥的修复中，也不能单纯根据牙周膜面积的公式计算来确定基牙。例如，|6 的牙周膜面积＞|7，如果以|6 为桥基牙做单端固定桥修复|7，虽然按照牙周膜面积的计算是可行的，但因为单端固定桥所受的较大的杠杆力作用，必然导致修复的失败。因此在设计时，要考虑尽量减小或避免对基牙牙周健康不利的杠杆力、侧向力。

固定桥的力通过牙周膜传导给牙周组织和牙槽骨，故牙槽骨及支持组织的健康直接影响固定桥的支持作用。基牙周围骨质致密，骨小梁排列整齐，其支持力大。相反，对于日久失用或牙槽骨吸收多或牙周存在炎症的牙，均因支持力减弱不宜选作基牙；如果必须作为基牙，应经过相应的治疗后，再慎重选用，并在该侧增加基牙。固定桥设计一般有 3 个基本类型：双端固定桥、单端固定桥和半固定桥。在条件许可时，应尽可能采用双端固定桥。一般来说，两个健康基牙可以恢复一个缺失牙的生理功能。但若缺失牙较多，或基牙的条件不够理想，或各基牙条件悬殊，要决定基牙的数目就比较困难。单端固定桥由于其缺乏平衡的支持，基牙受到较大的旋转力，容易造成基牙牙周的损害应慎用。后牙游离端缺失的单端固定桥修复，桥体长度不应超过一个牙单位，否则再多的基牙也不能获得良好的远期效果（图 5-2）。

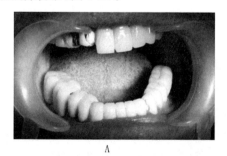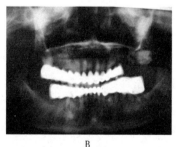

A   B

图 5-2　失败的后牙单端固定桥修复

当固定桥基牙支持力不足时，可以增加桥基牙的数目，以分散力，减轻某个较弱桥基牙的负担。原则上，增加的桥基牙应放在较弱的桥基侧，才能起到保护

弱桥基牙的作用。如|6 缺失,用|57 作桥基牙的双端固定桥,若|5 牙周情况稍差,为了减轻基|5 的负担,而增加|4 为桥基牙,形成三基牙固定桥。也有采用力比值的方法来判断基牙的支持力,并据此选择基牙和确定基牙数目。但无论以何种方式确定基牙的支持力,必须遵循的原则是:桥基牙负重的大小应以牙周支持组织能够承担的限度为依据,维持在生理限度以内,即牙周储备力的范围内,这样才有维持牙周组织健康的作用。若其负担超过了生理限度,将会损害牙周组织健康,进而导致固定桥的失败。这是固定桥设计中的一条重要生理原则。

造成固定桥失败的原因很多,最常见者是桥基牙负担过重逐渐松动,或固定桥的固位不良,固位体松动脱落。因此,在临床上对桥基牙的选择,桥基牙数量的决定和固位体的设计十分重要。在设计中既不能盲目增加桥基牙,也不能让桥基牙超负荷工作,还必须注意少磨除牙体组织,保护牙髓及牙体组织的健康。设计中还要考虑使各基牙受力平衡,力分布均匀,使固定桥的设计符合生物力学的原则。总之,应结合患者的实际情况,全面考虑桥基牙的健康、缺失牙的部位、咬合关系、桥的形式、患者的咀嚼习惯等有关情况,综合分析,以判断桥基牙的支持能力,作出合理的修复设计。

(二)基牙的固位作用

基牙良好的固位作用不仅可以对抗固定桥功能运动中的脱位力,而且对基牙的健康也是至关重要的。固位作用与基牙的牙冠形态有密切关系,使用根内固位方式时,与牙根有一定的关系。基牙牙冠必须有足够的牙体组织、适当的形态和良好的牙体结构,为固位体提供固位形。基牙牙冠的形态和结构与固位体的固位形和抗力形有密切关系。通常,牙冠长、体积大可增大基牙预备面和固位体的接触面积,并能获得辅助固位形以增加固位力。牙冠短小或畸形,例如锥形牙冠,固位效果不好。牙体组织结构正常,固位体固定在坚实的牙体组织上,不仅固位作用好,抗力作用亦好,不易引起牙体组织折裂。相反,钙化不良或釉质发育不全的牙,其组织结构松软或残缺,容易磨损导致牙冠高度降低,对固位体的固位形和抗力形都有影响。此外,容易发生继发龋,导致固位体的松动,进而造成牙髓病变,最终可能导致固定桥的失败。

对于龋病引起的牙冠大面积缺损牙,应在去净龋坏组织后,根据牙冠剩余牙体组织的情况来判断能否用作基牙。有时需要先治疗和填充后,才能满足固位体的固位形要求。如果龋坏已损及牙髓,必须经过彻底的牙髓或根管治疗,用桩核恢复缺损的牙体组织形态。如果系其他原因所致缺损牙,填充后不影响固位体的固位形者,可直接选作基牙;否则将在治疗后用桩核固位和恢复冠部外形。

对于严重磨耗、磨损牙,牙尖高度降低,咬合接触紧,牙本质暴露或已接近牙髓的牙,在牙体预备时,磨出固位体面的间隙相当困难,而且牙冠轴面高度不足,固位体的固位力和抗力均不足,是否能作为基牙要慎重考虑。既保证足够的固位力又能保持牙髓的活力最好,否则作牙髓失活,以便取得辅助固位形,才能选作基牙。基牙最好是活髓牙,有正常的代谢能力和反应能力,以维持牙体组织的健康。如果患牙已经过完善的牙髓治疗或根管治疗,牙体组织因失活而逐渐变脆,容易出现牙尖折裂。对无髓基牙的固位形设计,除采用充填材料填充恢复牙冠外形外,必要时应采取固位钉或桩核增强固位,保护基牙受力时不会折裂。对基牙牙冠几乎完全缺损的根内固位者,要求牙根粗大,有足够的长度,能提供良好的根桩固位形,且要经过完善的根管治疗。

在有条件时,可根据患者的具体情况考虑用种植体作桥基进行固定义齿修复,但对于能否联合使用天然牙与种植体进行固定桥修复,存在不同的观点。在开展种植体修复较早的北美部分国家,目前主张不采用联合应用的固定桥修复,其理由是种植体与牙槽骨为骨性结合,没有动度,而天然牙是由牙周膜将其与牙槽骨连接在一起的,有一定的动度,天然牙与种植体联合应用时受力不均衡,无论对天然牙还是种植体都是有害的,而最终导致修复的失败。而目前国内仍有采用天然牙与种植体联合应用的固定桥修复,认为种植体能起到良好的辅助固位和支持作用,使固定桥修复的适应证范围扩大,且有较长期的成功患者作为支持。固位体足够的固位力是固定桥成败的关键因素,而不同结构的固定桥对固位力的要求不一定相同。为基牙设计固位力时,除考虑基牙自身的条件外,还应考虑固定桥本身对固位力的要求。这些要求包括固定桥的类型、力的大小、桥体的跨度、桥体的弧度、固定桥的材质等。当患者的力越大,桥体跨度越大,桥体弧度越大时,对基牙的固位力要求越高。

(三)基牙的共同就位道

因固定桥的各固位体与桥体连接成为一个整体,固定桥在桥基牙上就位时只能循一个方向戴入,所以各桥基牙间必须形成共同就位道。在选择基牙时,应注意牙的排列位置和方向,这与牙体预备时能否获得各桥基牙的共同就位道有密切关系。在一般情况下,只要牙排列位置正常,顺着各桥基牙的长轴方向作牙体预备,即可获得共同就位道。对有轻度倾斜移位的牙,可适当消除倒凹,或稍微改变就位道方向,便可获得共同就位道。对于严重倾斜移位的牙,为了求得共同就位道,必须磨除较多的牙体组织,这样容易造成牙髓损伤而且严重倾斜的牙,力不易沿着牙长轴传导,牙周组织易受创伤。但近年来,经光弹性实验证明,桥基牙倾斜在 30°角以内者,在固定桥修复后,尚可改善倾斜桥基牙的应力状况。可见基牙倾斜度在一定范围内仍然可以选为基牙。

对于倾斜移位的牙,如果患者年轻,在有条件时最好先经正畸治疗改正牙位后,再选作桥基牙;或者选择适当的固位体设计,使牙体预备时既能取得共同就位道,又不至于损伤牙髓,并在另一端增加桥基牙以分散力仍可选作桥基牙。如向舌侧倾斜的下颌磨牙,固位体可设计为暴露舌面或部分暴露舌面的部分冠,既可求得共同就位道,又可尽量少磨牙体组织。对于错位严重的牙,如果已影响牙体预备,则不宜选作桥基牙。当缺失牙的情况复杂时,如缺牙较多或有间隔缺牙需要选用多个桥基牙时,应先取研究模型,在导线观测仪上设计就位道。在考虑共同就位道的同时,必须注意尽量少切磨牙体组织,又要考虑排牙的美观效果,调整缺隙的大小。总而言之,在求得桥基牙的共同就位道时,不能为此而损伤基牙的牙髓和牙周组织,并以此作为取舍桥基牙的重要参考因素。

目前,随着修复技术的提高,固定义齿修复的适应证范围有所扩大,临床上有很多固定桥的设计是前面提到的 3 种基本类型的组合,可称为复合固定桥。有时固定桥的跨度可达全牙弓,这种分布对基牙的支持、固位及共同就位道都有所影响。

四、固位体的设计

固位体是固定桥中将桥体连接于桥基牙上的部分,它借黏结剂固定在桥基牙上。固位体能抵御各种外力,并将外力传递到桥基牙及其支持组织上,同时保持本身的固定,不至于因外力而松动脱落,这样才能很好地发挥固定桥的功能。因此,它是固定桥能否成功的重要因素之一。

(一)固位体设计的一般原则

(1)有良好的固位形和抗力形,能够抵抗各种外力而不至于松动、脱落或破损。

(2)能够恢复桥基牙的解剖形态与生理功能。

(3)能够保护牙体、牙髓和牙周组织的健康,预防口腔病变的发生。

(4)能够取得固定桥所需的共同就位道。

(5)固位体的美观要求以烤瓷固定桥修复前牙缺失,多采用全冠固位体,固位效果好美观,坚固耐用,不仅可以较好地修复缺失牙,对桥基牙的颜色、外形、排列等都可加以改善。

(6)固位体材料的加工性能、机械强度、化学性能及生物相容性良好;经久耐用,不易腐蚀和变色,不刺激口腔组织,无毒性。

(二)固体位的分类

固位体一般分为 3 种类型,即冠外固位体、冠内固位体与根内固位体。

1. 冠内固位体

冠内固位体即嵌体固位体,因其固位力差,外形线长,容易产生继发龋。对活髓牙来说,嵌体洞形的预备因需要一定的深度易伤及基牙的牙髓;对死髓牙而言,嵌体起不到应有的保护作用,因此目前临床上已很少采用嵌体作固位体。但如果桥基牙已有龋坏,在去净龋坏后,只需将洞形稍加修整,且缺牙间隙小、咬合力小或对固位体的固位力要求不太高,也可考虑选用嵌体作固位体。此外,嵌体还可以向面和轴面扩展,形成"嵌体冠",利用冠内及冠外联合固位形以满足固位力的要求。

2. 冠外固位体

冠外固位体包括部分冠与全冠,这是固定桥最多采用,也较理想的一种固位体。其固位力强,牙体切割浅,能够满足美观的需要,能较好地保护桥基牙牙体组织,适应范围广。传统的部分冠包括金属铸造 3/4 冠及锤造开面冠,不过,随着口腔修复技术的发展,目前已不再采用锤造开面冠。部分冠磨切牙体组织较全冠少,其固位力较嵌体强。前牙 3/4 冠暴露唇面,可选作前牙固位体,但因其达不到理想的美观效果,目前已应用较少。3/4 冠也可在金属修复中作后牙固位体,特别是前磨牙。对于某些倾斜基牙,部分冠更易取得共同就位道。

全冠固位体包括铸造金属全冠、金属塑料全冠、金属烤瓷全冠、全瓷冠。全冠固位体因为覆盖桥基牙的各个牙面,其固位力最强,对桥基牙短小,缺失牙多,桥体跨度长,承受力大者,全冠是最适合选用的固位体。全冠固位体对于无牙髓活力的桥基牙还有保护作用,并能同时修复基牙的缺损。铸造金属全冠因其金属的颜色对美观会有影响,所以主要用作后牙固位体,一般不用于前牙与前磨牙。目前,前牙与前磨牙应用较多的是金属烤瓷全冠固位体和金属塑料全冠固位体,不仅固位力强,且美观效果好,既可作为前牙桥的固位体,也可一并修复桥基牙的变色、釉质发育不全、畸形和缺损等。全瓷冠固位体由于其强度已有较大改善,目前应用已逐渐增多,但因其需要磨除的牙体组织相对较多,适应证还需严格把握。

3. 根内固位体

根内固位体即桩冠固位体。其固位作用良好,能够恢复牙冠外形,符合美观要求。根内固位体主要用于经过完善根管治疗的死髓牙。对于某些牙位异常,且没有条件作正畸治疗的患者,可通过根内固位体改变牙的轴向,以此增进美观。目前,因为烤瓷修复技术的发展,根内固位体一般与全冠固位体联合使用,即将根内固位体做成桩核,再在桩核上制作全冠固位体,这样可更容易地获得共同就位道。

(三)影响固位力的因素

固位体与单个牙修复体不同,它要承担比单个牙修复体更大的力,且受力的反应也与单个牙不同,故要求更大的固位力。固位体固位力的大小,取决于桥基牙的条件、固位体的类型及牙体预备和固位体制作的质量。

1.基牙形态对固位力的影响

由于通常采用冠外固位体,只要基牙的牙冠长大、牙体组织健康、咬合关系正常者,能够获得较大的固位力;反之,牙冠短小、畸形、牙体组织不健康或牙体组织缺损,都可以影响其固位力。在此情况下,应选择固位力较大的固位体,如全冠固位体。对于根内固位体,牙根粗长、牙体组织质地坚实的基牙,能够获得较大的固位力。

2.固位体的类型对固位力的影响

固位体的类型对固位力的影响很大,一般情况下,全冠的固位力大于部分冠,部分冠的固位力大于嵌体。在选用部分冠作固位体时常需要加辅助固位形,以增强固位力,如切沟、邻轴沟、针道等。嵌体的固位效果最差,在需要时也应考虑增加辅助固位形,或采用嵌体冠,以满足固位和抗力的需要。根内固位体由于桩核的种类较多,其固位力的大小也不同,通常铸造金属桩核的固位力较成品桩核的固位力更大。

3.固位体的制备对固位力的影响

全冠固位体的固位力与基牙轴面的向聚合度有关,基牙牙体预备时,如果向聚合度过大,固定桥容易发生向脱位。为保证固位体有足够的固位力,又有利于固定桥的戴入,在所有基牙的轴壁彼此平行的前提下,要求向聚合角度不超过5°角。尖牙呈菱形,邻面短小时,邻轴沟的长度受限,可将远中切面适当向唇面延伸,或者在尖牙的舌隆突上加一针道,以增强固位力。嵌体固位体的固位力较差,要求洞形有一定的深度,点角和线角清晰,洞轴壁的龈向聚合度宜小,必要时增加辅助固位形,或采用高嵌体固位体的形式。

4.双端固定桥两端固位力的平衡

双端固定桥两端桥基固位体的固位力应基本相等,若两端固位力相差悬殊,则固位力弱的一端固位体易松动,而固位力强的一端固位体又暂时没有脱落,患者不易察觉,其后果往往是松动端桥基牙产生继发龋,甚至损及牙髓,而固定端的基牙的牙周组织往往也受到损害。因此,固定桥两端的固位力应基本相等,若一端固位体的固位力不足时,首先应设法提高固位力,必要时增加桥基牙,以达到与另一端固位体的固位力相均衡。单端固定桥由于杠杆力的作用,且固定端承担了全部力,故对固位体的固位力要求高,应特别重视。

5.固定桥的结构和位置等对固位力的影响

固定桥的形态结构不同对固位力的要求也有所不同,固位体固位力大小设计应与力的大小、桥体的跨度及桥体的弧度相适应,桥体跨度越长、弧度越大、力越大者,要求固位体的固位力越大,必要时可增加基牙数来增加固位力。此外,固定桥的刚度越小,变形性越大,对固位体的固位力要求越高。固定桥在牙弓中所处的位置不同,其承受的咬合力的大小和方向是不同的,对固位力的影响也不同。总之固位体的固位力大小应适合固定桥的需要。

6.固位体的就位道

固位体的就位道影响固位力的大小,因此在设计时可以利用制锁作用来提高固位力。固定义齿的共同就位道不仅取决于基牙的形态、位置和排列,还取决于固位体的设计。在选择固位体时,必须考虑各固位体之间应有共同就位道。一般而言,获得共同就位道的难度以全冠固位体最大,部分冠次之,嵌体最小。在使用根内固位体时,如果直接用桩冠作固位体,因其易受根管方向的限制,很难通过预备的方式与其他基牙求得共同就位道,此时可先做核桩,当其固定在根管内以后,再于核上设计制作全冠固位体。此法的优点是,在桥基牙的核形上预备全冠固位体比在根管内预备桩道固位体更容易取得共同就位道。当一端基牙颊舌向倾斜,全冠固位体不易求得共同就位道时,可将倾斜端的固位体设计为部分冠,将倒凹大的一面作适当的暴露。

(四)固位体的边缘设计

对于全冠固位体而言,边缘即颈缘,其伸展的范围视桥基牙的条件和修复体对固位力要求的大小而定。对于牙冠短小的基牙,固位体的边缘应尽可能向根方延伸,因为固位体边缘越向根方伸展,其固位力越大。当然,这种延伸是以不损伤牙周组织为前提的。对于牙颈部明显缩小的牙,或牙周有一定退缩的基牙,固位体边缘的延伸意味着要磨除较多的牙体组织,如果牙冠比较长大,则不必把固位体的边缘延伸至龈缘处。对于前牙来说,固位体的唇面一定要延伸至龈缘下,这样才能保证美观的效果。部分冠的边缘线在前牙不能伸展到唇面,以免影响美观。冠内固位体的边缘应延伸到自洁区。

(五)固位体对基牙的修复和保护

1.一并修复桥基牙的缺损

若桥基牙有缺损和畸形,在设计固位体时应予以一并修复,若牙冠已有充填物,固位体应尽量将其覆盖,这样可防止充填物的脱落。

2.防止桥基牙牙折

固位体的设计应防止桥基牙产生牙尖折裂,冠外固位体因牙的面完全被覆盖,不易发生牙尖折裂,而冠内固位体则应该注意在面的扩展,适当降低牙尖高度,并将其覆盖,从而避免发生牙尖折裂。另外,全冠固位体虽能有效地保护基牙的牙体组织,但在某些情况下,需要与根内固位体联合应用,例如没有牙髓的前牙及前磨牙,在全冠修复的牙体预备后,其颈部牙体组织很脆弱,尤其是有楔状缺损的牙,修复体及基牙易从牙颈部发生折断。因此,全冠固位体修复前在髓腔用桩加强是很重要的。应用断面较低的残根作为基牙时,固位体在颈部应对残根有一个箍的保护作用,以防止残根的纵折。

(六)特殊桥基牙的固位体设计

1.牙冠严重缺损牙的固位体设计

此类牙多为死髓牙或残根,只要缺损未深达龈下,牙齿稳固,应尽量保留。先进行彻底的根管治疗,在根管内插入并黏固桩,用银汞合金或复合树脂充填形成核形,再在其上制作全冠固位体。前牙可先做金属铸造核桩,再做全冠固位体。

2.牙冠严重磨耗牙的固位体设计

在临床上常见患者的磨牙因磨耗变短,如果作常规的全冠牙体预备,面磨除后则会使牙冠变得更短,固位力下降。对于这类牙的处理有两种方法,如果是活髓牙,可只预备各轴面,设计制作不覆盖面的开面冠,但这类固位体要求有性能良好、不易溶解的黏结剂。如果基牙是死髓牙,经过根管治疗后,可从面利用髓腔预备箱状洞形,设计成嵌体冠固位体,利用箱状洞形增加固位力。

3.倾斜牙的固位体设计

对于无条件先用正畸治疗复位的基牙,可以改变固位体的设计,以少磨除牙体组织为原则来寻求共同就位道。如临床上常见下颌第一磨牙缺失后久未修复,造成第二磨牙近中倾斜移位。当倾斜不很严重时,在牙体预备前仔细检查设计,使倾斜牙与其他桥基牙一道按最适合的共同就位道进行预备,其原则是不损伤牙髓,尽可能少磨除牙体组织。如做全冠固位体牙体预备时,因为牙的倾斜,其近、远中的垂直轴面都较短,即使在远中面向龈方延伸,固位作用仍有限,而且易在龈端形成台阶。此时可作成不覆盖远中面的改良 3/4 冠固位体,在颊、舌侧轴面预备出平行轴沟,以增强固位。如果磨牙倾斜比较严重,还可设计为套筒冠固位体。其方法是,先按倾斜牙自身的长轴方向进行牙体预备,制作内层冠,将内层冠的外表面做成与其他桥基牙有共同就位道的形态,最后按常规完成固定桥。先黏固内层冠,再黏固固定桥。固位体(即外层冠)的边缘不必伸至龈缘,因内层冠已将牙齿完全覆盖。当然,有时出于美观需要,也要求外层冠覆盖到龈缘。

近年来,由于黏结技术的迅速发展,对于严重倾斜的桥基牙已有采用少磨牙体组织的黏结固定桥予以修复,即采用金属翼板固位体,由颊舌方向分别就位,并与桥体面部分组合而成。但这类黏结桥需拓宽足够的邻间隙,才有利于自洁作用。

五、常规及特殊条件下的固定义齿设计

牙列缺损患者口腔局部条件的差异较大,根据固定桥的适应证范围,结合患者的具体情况,如基牙条件、缺牙数目、缺牙的部位、余留牙情况、缺牙区牙槽嵴的情况等,进行综合分析,在此基础上制定修复治疗方案。对于已经确定作固定桥修复的患者,必须确定最适当的固定桥设计。在固定桥类型中,双端固定桥支持的力大,两端基牙承受力较均匀,对牙周健康有利,如果无特殊情况,应尽量采用双端固定桥。由于固定桥共同就位道的获得存在不同的难度,能够采用短固定桥时,尽量不设计复杂的长固定桥。单端固定桥桥体受力时基牙接受扭力,故应严格掌握适应证,慎重选用该设计。中间种植基牙的应用,将长固定桥变为复合固定桥,减轻了基牙的负担。种植基牙的应用,使游离缺失也可以设计天然牙-种植体联合固定桥。随着附着体在临床的应用增多,对某些牙列缺损,固定-可摘联合桥为另一种可采用的设计。

在不同的固定修复设计中,尽管有些方案更加完善,但是受限于患者的各种条件,不一定能够成为最终选择的设计,修复医师需要在掌握原则的前提下,结合患者口内的具体情况综合考虑而定。

(一)固定义齿修复类型的设计

1.单个牙缺失

一般有较好的条件选择双端固定桥的修复,如果基牙条件理想,在单个牙游离缺失的患者中,还可以考虑单端固定桥修复。考虑到对基牙和余留牙的保护,

在具备条件时,种植修复应该是首选的方法。

2.两个牙的连续缺失

对基牙的支持和固位力要求相对更高,有时需要通过增加基牙的方法来保证支持力和固位力。发生在前牙或前磨牙的连续缺失,通常可以用两个基牙修复两个缺失牙,但如果是磨牙缺失,通常需要增加基牙。磨牙的游离缺失达两个牙,则不能采用常规的固定桥修复,只有在配合种植的前提下,才能以固定义齿修复。

3.两个牙的间隔缺失

对于间隔缺失的牙,既可以是双端固定桥,也可设计为复合固定桥,如果间隔的余留牙在两个牙以上,尽可能设计为两个双端固定桥,应尽量避免长桥的设计。跨度过长的固定修复体在制作、受力、维护、后期治疗等方面都有一定困难。

4.3个牙或多个牙缺失

发生在牙弓后段的3个牙连续缺失,一般不考虑设计固定桥修复。多个切牙连续缺失,如果咬合关系正常,缺隙不大,在尖牙存留,且牙周条件良好时,可设计以尖牙为基牙的双端固定桥;如果咬合紧力大,尖牙支持和固位均不足,应增加前磨牙为基牙设计双端固定桥。

(二)固定义齿修复材料的选择

1.金属固定桥

修复体用金属整体铸造而成,机械强度高,桥基牙磨除的牙体组织相对较少,经高度抛光后表面光洁,感觉舒适。其缺点是不美观,故只能适用于比较隐蔽的后牙固定桥,特别适宜于后牙区失牙间隙缩小或龈距离小的情况,也适宜于基牙牙冠较短的患者。虽然其适用范围小,但在某些情况下仍不失为一种有效的设计。

2.非金属固定桥

主要包括全塑料和全瓷固定桥。塑料固定桥因材料硬度低,易磨损,化学性能不稳定,易变色,易老化,对黏膜刺激较大,故一般只用作暂时性固定桥,其优点是制作方便。目前虽有一些新型树脂材料投入临床应用,但一般也限于制作短期的固定桥修复体。全瓷固定桥硬度大,化学性能稳定,组织相容性良好美观,舒适。随着口腔材料研究的进展,陶瓷材料的强度特别是韧性得到很大程度的提高,全瓷固定桥已较广泛地用于临床,特别是用于前牙的修复。

3.金属烤瓷固定桥

金属烤瓷固定桥是目前临床应用最广的一种固定修复体。金属部分可增加修复体的机械强度,并加强桥体与固位体之间的连接。陶瓷材料能恢复与天然牙相协调的形态和色泽,满足美观的要求。由于这种修复体兼有金属与非金属的优点,故为临床上广为采用,对前、后牙都适用。

(三)固定义齿修复的补设计

固定修复体恢复的力与咀嚼功能,主要取决于修复体的面设计。修复体的面是其咬合功能面,即上前牙的切嵴和舌面,以及下前牙的切嵴和后牙的面。面形态恢复是否合理,直接关系到固定桥的咀嚼功能。面的恢复应从以下几方面考虑。

1.补面的形态

面的形态应根据缺失牙的解剖形态及与对颌牙的咬合关系来恢复。面的尖、窝、沟、嵴都应与对颌牙相适应,在恢复咬合关系时,咬合接触点应均匀分布,并使接触点的位置在功能尖部位,尽量靠近桥基牙面中心点连线。适当降低非功能尖的高度,以减小固定桥的扭力。切忌前伸或侧向的早接触。有研究表明,正常牙齿牙周膜对垂直力与侧向耐力的比值为 3.49∶1。

2.补面的大小

咬合面的大小与咀嚼效能有关,也与基牙承担的力大小有关。为了减轻基牙的负担,保持基牙健康,常需要减小力,要求桥体的面面积小于原缺失牙的面面积,可通过适当缩小桥体面的颊舌径宽度和扩大舌侧外展隙来达到此目的。桥体面颊舌径宽度一般为缺失牙的 2/3;基牙条件差时,可减至缺失牙宽度的 1/2。一般来说,若两基牙条件良好,桥体仅修复一个缺失牙,可恢复该牙原面面积的 90% 左右;修复两个缺失牙时,可恢复原缺失牙面面积的 75%,修复 3 个相连的缺失牙时,可恢复此三牙原面面积的 50% 左右。在临床设计时,这些数值仅作参考,还需结合患者的年龄、缺牙部位、咬合关系等具体情况灵活应用。减少力,减轻基牙负担的措施除了减小桥体的颊舌径外,还可以加大桥体与固位体之间的舌外展隙,增加食物的溢出道,减小面的牙尖斜度等。对于单端固定桥,由于其杠杆力的作用,面减径以减小力更是必要的措施,可在近远中向和颊舌向各减径 1/3～1/2。

3.固定义齿修复的补重建

无论是何种牙的修复都会涉及重建的问题。固定桥修复,特别是多个牙单位的长桥修复,重建是十分重要的,通过面整体的位置和形态的设计完成。对于前牙而言,可以通过固定桥修复,建立新的关系,以增进和改善美观等功能。对于后牙而言,可以通过固定桥修复,建立新的曲线和有利的咬合关系。

六、固定修复设计中的美学要点

固定桥修复的设计中,美观设计是十分重要的,尤其是前牙固定桥修复。修复体的美观效果主要与修复体的形态、色泽及其与口腔组织的协调性有关。前牙的非对称性修复对修复的协调性要求更高。

(一)美学修复材料的选择和应用

选用美学修复材料是获得理想美学效果的基本条件。随着人们审美要求的提高和美学修复材料的发展,口腔修复体正向着自然逼真、美观、舒适的方向发展。口腔固定修复经历了从金属全冠到开面冠、3/4 冠,从开面冠、3/4 冠到塑料全冠,从塑料全冠到金属烤塑、烤瓷冠、全瓷冠的变化过程。在这些修复材料中,陶瓷材料由于具有良好的生物学性能和美观的修复效果,成为主流材料。非贵金属烤瓷修复是目前临床应用最广泛的修复方式,具备陶瓷美观、生物相容性好及强度高的优点,但易出现颈缘层次不清楚、颈缘灰线、金属底层影响瓷层颜色再现的问题。近年来,贵金属烤瓷和全瓷材料发展很快,可明显改善固定修复的美学效果。全瓷冠桥的制作技术有粉浆涂塑和渗透玻璃陶瓷技术、热压铸陶瓷技术、CAD/CAM 机加工技术、CAD/CAM 机加工和渗透复合技术。为了模仿天然牙的层次感,全瓷冠桥一般为多层次的制作方法,即用上述各种方法完成高强度全瓷基底冠或者桥架后,再分层涂塑饰面瓷,易于成形,同时减小修复体表面硬度,避免过多地磨耗对颌牙。

(二)固定修复与牙龈美学

牙龈美学是固定修复美学的重要组成部分,健康的牙龈是获得理想牙龈美学的前提基础,特别是在前牙,牙龈的美观性显得尤为重要。

1.修复材料对牙龈的影响

临床上使用的非贵金属烤瓷修复体多采用镍基合金,除易引发牙龈炎症外,牙龈变色的情况也常有发生。色差仪分析显示,变色牙龈的明度值和饱和度降低,颜色变得紫红,尤其是边缘龈和龈乳头的改变更显著。

金属烤瓷冠修复后牙龈变色的原因一直存在争议,一部分学者认为是基底冠中的镍、铬和铝瓷竞争形成氧化物经光线折射所致;而部分学者认为是底层冠中的镍、铬在电化学的作用下析出、聚集并进入牙龈,导致牙龈变色;还有人推测可能是修复体颈部悬突刺激或损伤引发炎症所致。有研究发现牙龈变色时牙龈组织结构发生了改变,牙龈组织存在明显炎症反应,且与时间存在明显正相关,变色牙龈的吞噬细胞发生凋亡,机体的免疫防御系统受到破坏,并促进了自由基的产生,最终在自由基代谢失衡下引发牙龈变色。还有一种牙龈染色现象是可逆的,即金瓷冠黏戴后,游离龈发生变色,冠取下后,牙龈色泽又恢复正常状态。常用的非贵金属不透光,若唇侧龈缘处的牙体预备不足或不规范,基牙游离龈就会呈现出暗色,这是由于游离龈的光透性及金属底层冠对牙根的阻光作用造成的。可采用瓷边缘技术或选择耐腐蚀的材料覆盖金属边缘,抑制金属氧化物的溶解、析出,同时遮盖金属黑线。非贵金属的腐蚀防护包括在冠内壁涂饰金粉,在颈缘烧制金泥,沉积镀金等。

贵金属合金用于烤瓷修复可减少因金属离子析出而造成的牙龈毒性和变色。贵金属含量增多有利于耐腐蚀性的提高,金铂合金、金钯合金最常用于金瓷冠的制作。

2.修复技术对牙龈的影响

修复治疗与牙周健康密切相关,在修复前应获得最佳的牙龈状态,同时在修复中应以最小的创伤来维持修复牙齿周围正常健康的牙龈外貌。

(1)修复前的牙龈预备:修复前首先要对基牙及失牙区的牙龈健康状态进行评估,对患有龈炎或牙周疾病的应先予治疗以恢复健康。其次应对牙龈作修复美学的评估,对于影响修复美感的牙龈作相应的修整和处理。如对牙龈增生者可行龈成形术,以恢复牙龈的波浪状曲线美;对轻度牙龈退缩者,可适当调整邻牙的牙龈曲线,也可将修复体颈缘设计成龈色或根色,以达到视觉上的和谐;对一些不愿做正畸治疗患者的错位牙和扭转牙,可通过牙龈成形术,以改善牙龈缘曲线或调整牙面长宽比例使之协调;对失牙区牙槽骨缺失较大的可考虑在修复前行牙槽骨重建术或在桥体部分设计义龈,重建和谐自然的龈齿关系。

(2)龈边缘线的设计:修复体龈边缘的位置关系到牙龈的健康与美观。有学者对不同边缘位置的金瓷冠分析表明,冠边缘位于龈下时,龈沟内酶活性均提高,龈下边缘会使牙周组织发生炎症反应,出现细胞营养障碍,细胞渐进性坏死等变化,唾液成分的改变也会进一步加强底层金属的电化学腐蚀。

有调查显示,在微笑时大约有 67% 的人会显露牙龈,在大笑时这一比例将提高到 84%。尽管修复体龈下边缘线对牙周健康不利,但临床上在进行前牙的瓷修复时常常倾向采用龈下边缘线,以期获得美观效果,而龈上边缘线仅仅适用于牙龈退缩、牙冠轴面突度过大的后牙修复。

采用龈下边缘线时操作中应注意以下几点。①牙体预备:要求冠边缘和附着上皮间保持 1 mm 或更大的距离,应避免损伤牙龈及上皮附着,因为龈沟内面上皮的损伤可能改变游离龈的高度,使冠边缘外露或出现颈缘"黑线"影响美观。

同时,为提供资料的美观厚度及避免颈缘悬突对牙龈的刺激,唇颊侧颈缘须磨除1 mm的肩台宽度。②在牙体预备过程中,机械刺激会导致牙龈组织中成纤维细胞和内皮细胞明显增生,并出现一过性的血管扩张。Ito认为牙体预备时有时会伤及牙龈,金属核上的金属残渣有可能移植入牙龈引起着色。Sakai T等发现金属离子可影响黑色素细胞的新陈代谢并诱导黑色素细胞渗入牙龈组织结构表面,从而发生病理性色素沉着。③排龈线的应用:牙体预备前就应将排龈线放于龈沟内,使牙龈暂时向侧方或根方移位,减少操作时对龈组织的损伤。另外,取模时应再次使用排龈线,这有助于控制龈沟液渗出及出血,暴露龈下边缘线,且有利于印模材料的充盈。④暂时修复体:暂时修复体是在完成永久修复前维持牙龈位置形态并保护牙髓、保持预备空间的措施,同时,作为最终修复体的导板,其外形、大小、形态和边缘放置都将为最终修复体提供参考,暂时修复体质量的好坏直接影响最终修复体的牙龈反应程度。0.2 μm的粗糙度是塑料表面有无细菌黏附的界限,常规的抛光处理很难达到如此的光洁度,所以塑料表面通常都有细菌黏附。暂时修复体必须与牙体边缘密合,表面光滑,应避免其边缘压迫牙龈,以致牙龈退缩,使用时间不宜超过2周。

(3)固位体龈边缘的制作要求:为维护牙龈的健康美,瓷修复体必须具备良好的适合性,要求其龈边缘与患牙衔接处形成连续光滑一致的面,避免形成任何微小的肩台。修复体还应恢复生理性外展隙,便于牙龈的自洁和生理性按摩,同时也应恢复好邻接触点,以避免食物嵌塞引起牙龈炎症,桥体尽量采用轻接触的改良盖嵴式设计,修复体应光滑,防止菌斑附着,对牙龈产生刺激。

(三)固定义齿的外观

(1)设计固定义齿外观时,应根据患者的年龄、性别、职业、生活习惯及性格特点等来决定修复体的形态、排列、颜色和关系等,并适应个体口颌系统生理美、功能美的特点。修复体的轴面应具有流畅光滑的表面、正常牙冠的生理突度,以利修复体的自洁、食物排溢及对龈组织的生理按摩作用。良好的邻面接触关系不仅符合美观要求,也有利于防止食物嵌塞,维持牙位、牙弓形态的稳定。面形态的恢复不能单纯孤立地追求解剖外形美,而应与患牙的固位形、抗力形及与邻牙、对颌牙的面形态相协调。面尖嵴的斜度及面大小应有利于控制力,使之沿牙体长轴方向传递。在固定修复时,对高位微笑和中位微笑的患者,还必须注意处理好烤瓷冠边缘与牙龈缘的关系,不能因颈缘区金属边缘外露,患者为掩盖不美观金属色而影响自然微笑。

(2)固定义齿桥体的美学设计也十分重要。桥体的唇颊面以美观为主,颜色应与邻牙协调,大小和形态应该与美观和功能适应。桥体的大小指近远中横径和切龈向的长度,缺隙正常时较易解决,缺隙过大或过小时则应利用视觉误差加以弥补,使过大过小的桥体看起来比较正常。如较大的缺隙,桥体唇面应增大外展隙,加深纵向发育沟;缺隙过大时,可在唇面制成一个正常宽度的牙和一个小窄牙,或两个基本等宽的牙。如遇较小缺隙,在基牙预备时应多磨除基牙缺隙侧邻面的倒凹加大间隙,或加深桥体唇侧的横向发育沟。唇颊面还应注意唇面的突度和颈嵴的形态,都应参照对侧同名牙。桥体唇颊面的颈缘线应与邻牙协调,若桥体区牙槽嵴吸收过多,可采用龈色瓷恢复或将颈部区染成根色。桥体的邻间隙处不能压迫牙龈,以免引起炎症。桥体龈面的唇颊侧与牙槽嵴黏膜应恰当接触,在舌侧则尽量扩大其外展隙,减少与牙槽嵴顶舌侧的接触,有利于食物残渣的溢出,且美观舒适,自洁作用好。当固定桥修复需要适当减小桥体力时可通过缩减桥体舌侧部分的近中、远中径,加大固位体与桥体之间的舌外展隙,减小桥体面的接触面积减轻力,同时可以维持颊侧的美观。

(3)连接体是连接固位体和桥体的部分,既要有足够大小,保证固定桥的抗变形能力,又不能影响美观效果。连接体应位于基牙近中或远中面的接触区,在前牙区可适当偏向舌侧,面积≥4 mm^2,连接体四周外形应圆钝和高度抛光,注意恢复桥体与固位体之间的楔状隙及颊舌外展隙,利于自洁作用及食物流溢。

(四)医患审美统一

医师在决定治疗之前,尤其是在使用新技术、新材料之前,必须仔细检查患者的口腔局部及全身健康情况,根据具体情况向患者推荐合适的治疗方法,并解释说明原因及费用等情况,征得患者同意后方可进行治疗。同时,必须加强与患者的沟通,正确对待患者的要求,严格掌握适应证,维护良好的医患关系。作为口腔修复医师除了要熟练掌握口腔医学知识和技能外,还必须具备美容学、心理学的知识,具有较高的审美能力及审美品位。对于不同的患者,能够根据其各自的特点,如性别、年龄、职业、肤色、面部特征等选择合适的修复方法、适当的修复体形态及颜色,达到"以假乱真"的效果。同时,口腔医师有责任和义务向患者提供口腔健康教育和指导,使患者掌握正确的修复体维护方法,建立良好的口腔卫生习惯,维护口腔健康和美观效果。

(五)固定修复美学误区

1.美学修复就是做烤瓷冠

有些患者认为牙齿不整齐或是颜色不好看,就找到医师要求做烤瓷冠,把前边露出来的牙齿全部做上烤瓷冠,看上去就能更美观。美学修复要考虑牙齿的排列、牙齿与口唇的关系、牙齿与牙龈的关系等,这些都不是简单的仅通过做烤瓷冠可以解决的,可能还需要借助于正畸或者牙龈手术。美学修复的方法有很多种,贴面、全瓷冠等也是较理想的修复方法。医师需要充分与患者沟通,了解患者需求和个性特征,仔细检查制定方案,才能达到个性化的自然美观效果。

2.为了效果好,尽量多做瓷冠

一般情况下,多做瓷冠能减小修复难度,提高修复效果,但是做瓷冠的过程对牙齿来讲是种不可逆的损伤。因此修复医师应在修复范围、修复方式与修复效果中找到最佳的平衡点,通过漂白、充填、贴面与瓷冠相结合的综合治疗方式,达到牙体损伤最小、魅力提升最大的效果。

第二节　暂时固定修复体

对于固定修复(包括冠、桥等)来说,使用暂时性修复体是十分必要的。

一、暂时修复体的功能

(1)恢复功能修复体可以恢复缺损、缺失牙和基牙的美观、发音和一定的咀嚼功能。

(2)评估牙体预备质量可以评估牙体预备的量是否足够,必要的时候作为牙体预备引导,再行预备。

(3)保护牙髓暂时修复体可以保护活髓牙牙髓不受刺激,牙体预备过程的冷热及机械刺激可能对牙髓造成激惹,暂时黏固剂中的丁香油或氢氧化钙成分可以对牙髓起到安抚作用。

(4)维持牙位及牙周组织形态维持邻牙、对颌牙、牙龈牙周软组织的稳定性。对于牙周软组织手术,如切龈的患者,暂时修复体可以引导软组织的恢复,形成预期的良好形态。而对于边缘线位于龈缘线下较深的患者,修复体可以阻挡牙龈的增生覆盖预备体边缘。

(5)医患交流的工具暂时修复体还可以作为医患沟通交流的媒介,患者可以从暂时修复体的形态及颜色提出最终修复体的改进意见。

(6)暂时修复体可以帮助患者完成从牙体缺损到最终修复的心理及生理

过渡。

正因为暂时修复体的功能不仅仅是保护牙髓和维持牙位稳定,因此部分医师只为活髓牙作暂时修复的观念是不正确的,暂时修复体应该是牙体缺损修复,特别是冠修复的常规和必要的步骤。良好的暂时修复因为在最终修复体制作期间为患者提供功能和舒适,可以增强患者对治疗的信心和治疗措施的接受程度,对最终修复体的治疗效果也有明显的影响。

二、暂时修复体的要求

作为暂时修复体,应该满足以下的基本要求。

(一)能有效保护牙髓

要求修复体具备良好的边缘封闭性,以避免微漏,形成微生物的附着,隔绝唾液及口腔内各种液体的化学及微生物刺激。因为要隔绝对牙髓的机械物理刺激,因此制作修复体的材料具备良好的绝热性,因此导热性较低的树脂类材料最常采用。

(二)足够的强度

暂时修复体要能够承受一定的咬合力而不发生破损,对于需要长时间戴用的暂时修复体,最好采用强度较高的材料制作。一般复合树脂类材料制作的修复体耐磨性好,但脆性较大,在取出的时候较易破损;丙烯酸树脂类材料则具有较好的韧性,但耐磨性较差;金属类材料强度较好,但因为颜色的问题只能用于后牙。暂时修复体在取出的时候最好能够完整无损,因为最终修复体经常会出现形态和颜色不满意需要重新制作的情况,修复体还可以继续使用,无需花费时间和精力重新制作一个新修复体。

(三)足够的固位力

同时在功能状况下不脱位。临床上一旦暂时修复体脱出没有再行黏固,在最终修复体试戴的时候会出现明显的过敏现象,影响试戴操作。严重的情况下还会导致牙髓的不可复性炎症影响修复治疗的进度。

(四)边缘的密合性

临床上不能够因为暂时修复体戴用时间短而降低对边缘适合性的要求,相反,暂时修复体边缘对修复效果的影响是极为明显的。临床上也经常发现,如果暂时修复体戴用期间牙龈能保持健康和良好的反应,最终修复体出现问题的概率也会很低,反之最终修复体出现问题的可能性也会很高,因此对暂时修复体边缘的处理应该按照对最终修复体的要求进行。边缘过长、过厚会导致龈缘炎、出血水肿、龈缘的退缩、牙龈的增生等问题,有些问题如龈缘退缩可能会是永久性的,将会导致最终修复体美学性能受影响;相反,如果边缘过薄、过短或存在间隙,则在短时间(1周之内)就会导致非常明显的牙龈组织增生,也严重影响最终修复体的戴入和修复效果。为保证暂时修复体边缘的密合性,最好在排龈以后,边缘完全显露的状况下再进行暂时修复体印模的制取或口内直接法修复体的制作,这样可以很清楚、精细地处理修复体的边缘。

(五)咬合关系

暂时修复体应该恢复与对牙良好的咬合关系,良好的咬合关系不仅利于患者的功能和舒适感,还对修复效果产生影响。如果咬合出现高点或干扰,会对患者造成不适,形成基牙牙周损伤甚至肌肉和关节功能的紊乱;反之,如果与对牙没有良好的接触或没有咬合接触,则会导致牙位的不稳定或伸长,影响最终修复体的戴入。

(六)恢复适当的功能

一般情况下,我们要求暂时修复体恢复适当的咀嚼发音功能,这样可以评估修复体功能状况下的反应及修复体对发音等功能的影响,对于特定的患者,则需要暂时修复体行使咀嚼功能。对于前牙缺损的患者,必须要恢复正常的形态和颜色达到一定的美学效果,避免对日常生活的影响,增强患者对治疗的信心和对治疗的依从性。

三、暂时修复体的类型

暂时修复体的制作技术多样,可以从氧化锌丁香油暂时黏固剂或牙胶封闭小的嵌体洞到暂时全冠甚至固定桥。按照制作时采用预成修复体还是个别制作修复体,暂时修复体可以分为预成法及个性制作法两类;按照是在口内实际预备体上制作还是在口外模型上制作的修复体,又可以分为直接法和间接法两类。

(一)预成法

预成法是采用各种预成的冠套来制作暂时修复体的方法,一般可在口内直接完成,简便、省时。预成法技术包括成品铝套(银锡冠套)、解剖型金属冠(如不锈钢冠、铝冠)等用于后牙的成品冠套,以及牙色聚碳酸酯冠套、赛璐珞透明冠套等用于前牙的成品冠套。预成技术所采用的是单个的成品,因此只适用于单个牙冠修复体的制作,对于暂时性的桥体,则一般采用个别制作的方法。使用时挑选合适大小的成品,经过适当的修改调磨,口内直接黏固并咬合成形;或口内直接组织面内衬树脂或塑胶,固化后取出调磨抛光后直接黏固。

1.解剖型金属冠

口内直接法制作后牙暂冠的方法之一。采用大小合适的软质的成品铝冠或银锡冠,经边缘修剪打磨后,直接黏固于口内,咬合面的最终形态通过患者紧咬合后自动塑形。此种暂时修复如果面暂时黏固材料过厚,在经过一段时间咀嚼以后咬合面下陷,可能会与对牙脱离接触形成咬合间隙。这类暂时修复体的边缘不易达到良好的密合,故不宜长期戴用。此外,也不适合作固定桥的暂时修复体。

2.牙色聚碳酸酯冠套

采用牙色的树脂成品冠套,在口内直接或模型上内衬树脂或塑胶形成的暂时冠修复体,因为是牙色材料,一般用于前牙以获得较好的美学效果。冠套内衬以后,修复体的边缘和形态可以进行精细修磨和抛光,因此可以获得良好的边缘密合性,修复体可以较长时间戴用而不对牙周造成刺激。制作时应注意,在完全固化之前最好取下修复体再复位,以防止预备体存在倒凹导致材料完全固化后暂冠无法取下。

3.赛璐珞透明冠套

采用透明的赛璐珞成品冠套,同前牙色树脂冠套一样内衬牙色树脂或塑胶制作暂冠。其临床操作过程与前述牙色树脂冠套的方法相同。

(二)个性制作法

个性制作法是按照患者的口内情况,个别制作的暂时修复体。包括透明压膜内衬法、印模法、个别制作法等。按照材料不同,可采用口内直接制作和取模以后模型上间接制作技术。

1.透明压膜内衬法

在牙体预备前制备印模,牙体缺损处可以先用黏蜡在口内恢复外形,然后再取模,灌注模型,然后采用真空压膜的方法形成类似于成品冠套的透明牙套。牙体预备后同样取模灌注模型,将制备好的牙套内衬牙色塑料或树脂,复位于预备后模型上,固化以后形成暂时修复体。可用于简单的单冠及复杂的暂时修复体制作。调拌自凝塑料(口内直接法制作的情况下采用树脂或不产热塑胶),然后填充到压膜组织面预备体相应部位,就位到模型上或口内。预备体部位预涂分离剂。口内直接法制作时,在材料完全固化前最好反复取戴一次以防止固化后无法取下。

2.印模法

较适合制作暂时性固定桥,在牙体预备前制备印模,牙体缺损处可以先用粘蜡在口内恢复外形,然后再取模。牙体预备后将暂冠材料注入印模内,然后直接复位到口腔内,固化以后则形成暂时修复体。这种技术制作的修复体可以保持患者原有牙体的形态和位置特征,患者易于接受,但对于需要改变原有牙齿状况的患者及长桥等复杂情况则操作会显得比较复杂。采用不产热的化学固化复合树脂口内直接制作暂时修复体。这类材料对组织的刺激性小,加上固化时材料产热很少,不会对预备牙体产生热刺激。但材料较脆,打磨和取戴时易破损。在口内直接制作暂时修复体应注意邻牙倒凹过大时,可能导致修复体取下困难。制作前可以适当填除过大的倒凹以避免。

3.个别制作法

牙体预备后制取印模并灌注模型,由技师采用成品塑料或树脂贴面,用自凝牙色塑料或树脂徒手形成修复体的技术。因为需要的步骤较多,因此比较费时。由于是徒手制作,可以较大幅度地改变原来牙齿的排列和形态以接近最终修复体的状况,适用于比较复杂的修复患者,特别是桥体修复的患者。但对于不需要改形改位的情况,可能跟患者原有的牙齿形态差别较大。

四、暂时修复体的黏固

暂时修复体的黏固一般采用丁香油暂时黏固剂,一般可以获得 $1\sim2$ 周短期的稳固黏固;对于需要较长时间使用的暂时或过渡性的修复体,则可以采用磷酸锌、羧酸锌或玻璃离子黏固剂等进行黏固。但后期暂冠取下时相对比较困难,并且预备体表面可能残留黏固剂,去除比较困难。全瓷类修复体或最终修复体需要用树脂黏固或预备体有大面积树脂材料的情况下,应该避免使用含有丁香油材料的暂时黏固剂,因为丁香油是树脂的阻聚剂,会导致黏结界面树脂层不固化,导致黏结强度下降甚至失败。因此树脂黏结界面应该杜绝丁香油污染,如果不慎使用其作暂时黏结或黏结面受到污染,应充分用牙粉和乙醇清洁后再进行黏结操作。目前市场上已出现了不含丁香油的轻羧酸基类和氢氧化钙类暂时黏固剂材料,专门用于树脂黏结类修复体的暂时修复体的黏固。

第三节 全瓷固定桥

一、全瓷固定桥的特点和适用范围

随着高强度陶瓷研究的不断开展,全瓷修复技术的临床应用日趋广泛。目前国内外的临床应用已从前后牙单冠发展到了前牙固定桥,乃至后牙的固定桥修复,展示出全瓷固定桥修复在口腔修复领域广泛的应用前景。

全瓷固定桥没有金属基底,无需遮色,具有独特的通透质感,其形态、色调和透光率等都与天然牙相似。长期以来一直因陶瓷的脆性限制了其临床应用。随着材料学的发展,现已研制出多种机械性能、生物相容性、美观性都非常好的材料,推动了全瓷固定桥的应用。目前在临床上常用的有 In-Ceram Alumina、IPS-Empress II、氧化锆材料等多种材料可用于制作全瓷固定桥。

全瓷固定桥为无金属修复,具有良好的生物相容性,美观逼真,不同的全瓷修复系统具有不同的强度。目前全瓷固定桥不仅可以用于前牙,一些高强度的全瓷材料还可用于后牙四单位的固定桥修复。但由于全瓷修复需要磨除较多的牙体组织,因此更适用于无髓牙的修复,而髓腔较大的年轻恒牙做基牙时,为不损伤牙髓,建议不采用全瓷固定桥修复。此外,咬合紧的深覆患者,特别是内倾性深覆,不易预备出修复体舌侧的空间,也不宜采用全瓷固定桥修复。

二、临床技术要点

全瓷固定桥的临床技术与全瓷冠修复相同,主要包括比配色、牙体预备、排龈、制取印模、暂时修复、黏结修复体等步骤。

(一)牙体预备

牙体预备应遵从以下原则。

1.保护牙体组织

牙体预备应在局部麻醉下进行,牙体预备应避免两种倾向,不能一味强调修复体的美学和强度而过量磨除牙体导致牙体的抗力降低;也不能够过于强调少磨牙而导致修复体外形、美观和强度不足。

2.获得足够的抗力和固位形

满足一定的轴面聚合度和高度,必要时预备辅助固位形以保证固位;后牙咬合面应均匀磨除,避免磨成平面,应保留咬合面的轮廓外形。同时功能尖的功能斜面应适当磨除,保证在正中和侧方咬合时均有足够的修复体间隙。

3.边缘的完整性

颈缘应该清晰、连续光滑、并预备成相应的形态。目前包括烤瓷修复体均主张 360°角肩台预备,主要是保证预备体边缘的清晰度使制作时边缘精度得以保证,舌腭侧的边缘可采用较窄的肩台或凹形等预备方式。

4.保护牙周的健康

主要涉及颈缘位置的确定,包括龈上、平龈和龈下边缘。以前认为边缘不同位置与基牙继发龋及牙龈的刺激的严重程度有关,但目前的共识是,边缘的适合性相比于边缘的位置而言才是最主要的因素。因此,不论采用何种位置,保证最终修复体边缘的适合性才是问题的关键。对于美学可见区,如前牙和前磨牙唇面、部分第一磨牙的近中颊侧等,为保证美观,一般采用龈下0.5 mm的边缘为止;而对于美学不可见区,如前牙邻面片舌腭侧1/2及所有牙的舌腭面,则可以采用平龈或龈上边缘设计。龈上边缘的优点包括牙体预备量少、预备及检查维护容易、容易显露(甚至印模前可以不进行排龈处理)、刺激性小、容易抛光等。应此,对于后牙和前牙舌侧、邻面偏舌侧1/2的边缘,推荐龈上边缘设计。对于牙冠过短,需延长预备以增加固位者,可采用龈下边缘,但须排龈保证精度。

(二)比色

全瓷固定桥多用于前牙修复,比色、配色是十分重要的工作。比色有视觉比色和仪器比色两种方法,视觉比色简单易行,是目前临床最常采用的技术,但影响因素较多,准确性受到一定的影响;仪器比色法不受主观及环境因素的影响,准确度高,重复性好,但操作复杂,相应临床成本较高,普及性不高。

视觉比色法采用比色板进行。经典的 16 色比色板因本身设计存在的不足,临床颜色匹配率据研究还不到 30%。新型的 Vita 3D Master 和 Shofu Halo 比色板等基于牙色空间及颜色理论设计,比色的准确度较经典比色板大幅提高,临床颜色匹配度可以达到 70%~80%。在有条件的情况下,最好采用新型比色板及配套的瓷粉,以提高临床颜色及美学效果。比色时可采用"三区比色"及"九区记录法",配合使用特殊比色板进行切端、颈部、牙龈、不同层次分别比色,最大限度地将颜色及个性化信息传递给技师。最好连同比色片一起进行口内数码摄像,将数码照片通过网络传递给技师作仿真化再现参考。因为比色片只能传递颜色信息,其他更重要的信息如个性化特征、半透明度、表面特征等可以通过照片的方式得以传递。比色最好在牙体预备之前进行,以避免牙体预备后牙齿失水及操作者视觉疲劳影响比色的准确性。

第六章 可摘局部义齿的修复

第一节 可摘局部义齿的分类

在牙列缺损患者中,由于缺牙的部位及数目不同,可能出现的排列组合多达65 000 余种。为了方便医师、技师间的交流,有利于患者的研究、讨论和记录,国内外学者从不同的角度提出了各种分类。

牙列缺损的分类方法要表达可摘局部义齿的设计,必须包括牙列缺损的情况、义齿的支持方式、义齿的固位方式 3 个重要内容。本节主要介绍牙列缺损的几种常见分类方式:Kennedy-Applegate 分类、Cummer 分类、王征寿分类、Bailyn-Beckett分类、Skinner 分类、APC 分类等。经过多年的临床应用,每种分类法各有优缺点,其中,Kennedy-Applegate 分类、Cummer 分类、王征寿分类、Bailyn-Beckett 分类是较为常用的分类方法。1925 年 Kennedy 依据主要缺牙区在牙弓中的位置把牙列缺损分为四大类。1942 年 Cummer 根据固位体在牙弓中的位置,即按支点线和牙弓的关系把可摘局部义齿分为四大类。王征寿分类法根据缺隙数和卡环数目,将义齿分为六类。1928 年 Bailyn 根据可摘局部义齿修复后,口腔软硬组织承担力的部位不同将牙列缺损分为 3 类:牙支持式、黏膜支持式、牙-黏膜混合支持式。1959 年 Skinner 把牙列缺损时牙弓剩余的基牙和提供支持的牙槽嵴联系起来,把牙列缺损分为 5 类。2002 年 McGarry 提出了一种新的分类方法,按诊断标准为基础,将修复治疗的复杂程度分为 4 类。此外 1970 年,Miller 指出应用最广泛的方法仍是 Kennedy 分类,但是他没有考虑到剩余牙槽嵴的条件、余留牙的情况及咬合关系等因素。尽管有报道说牙列缺损的发生率在持续下降,但牙列缺损的类型仍然很多。考察各类牙列缺损组合,对常见的情况进行分类,对制定牙列缺损者的治疗方案是非常有利的。目前的分类方法很多,主要应该满足以下要求:直观反映牙列缺损的类型;易于区分牙支持式与牙-黏膜混合支持式可摘局部义齿;易于普遍接受。

一、Kennedy-Applegate 分类

(一)Kennedy 分类

Kennedy-Applegate 分类最初由 Kennedy 于 1925 年提出,是目前临床上广泛应用的一种分类方法。他在对牙列缺损进行分类的同时,提出了义齿设计的原则。Kennedy 依据缺牙所在部位及其与存留天然牙的关系,将牙列缺损分为4 类。决定基本类型的缺牙区以外的缺隙被作为亚类缺隙(图 6-1、图 6-2)。①牙弓双侧后部缺牙,远中为游离端,无天然牙存在。②牙弓单侧后部缺牙,远中为游离端,无天然牙存在。③牙弓单侧缺牙,缺牙间隙近远中均有天然牙存在。④牙弓前部跨中线连续缺牙,缺牙间隙远中有天然牙存在。1960 年 Applegate 对分类进行了补充。⑤牙弓单侧缺牙,缺牙间隙近远中均有天然牙存在,近中天然牙支持力弱,不能做基牙。即义齿鞍基在一侧,鞍基前后都有天然牙,但后部的天然牙可做支持和固位基牙,而前部的天然牙较弱,未用作基牙,故需要在对侧设计间接固位体。与第三类缺失相似,单侧牙缺失,双侧设计。⑥牙弓单侧缺牙,缺牙间隙近远中均有天然牙存在,近中天然牙支持力强,并能做基牙,即义齿鞍基在一侧,鞍基前后都有天然牙,前后部的天然牙均可做支持和固位基牙,同时在对侧设计间接固位体,增强支持和固位。与第三类缺失相似,单侧牙缺失,双侧设计。

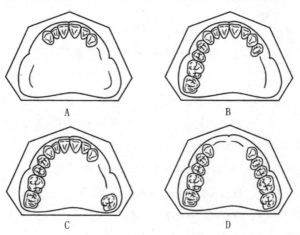

图 6-1　Kennedy 分类法

A.Kennedy 第一类;B.Kennedy 第二类;C.Kennedy 第三类;D.Kennedy 第四类

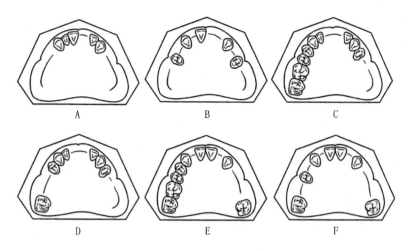

图 6-2 Kennedy 分类的亚类

A.Kennedy 第一类第一亚类；B.Kennedy 第一类第四亚类；C.Kennedy 第二类第一亚类；

D.Kennedy 第二类第二亚类；E.Kennedy 第三类第二亚类；F.Kennedy 第三类第四亚类。

(二)Kennedy 分类应用的 Applegate 法则

若没有一定的使用规则,Kennedy 分类很难适用于所有牙列缺损的情况。Applegate 提出了应用的8条原则。

(1)应该在可能影响分类结果的牙拔除之后进行分类。

(2)若第三磨牙缺失,但不修复,则分类时不考虑在内。

(3)若第三磨牙缺失,并用做基牙,则分类时应考虑在内。

(4)若第二磨牙缺失,但不修复,则分类时不考虑在内。

(5)最后部缺牙决定分类。

(6)决定分类的主要缺牙区以外的其他缺牙区决定亚类,并按数目命名。

(7)亚类只考虑额外缺隙的数目,而不考虑其范围。

(8)第四类缺损没有亚类。

(三)Kennedy 分类的优缺点

Kennedy 分类法表达了缺牙间隙所在的部位,体现了可摘局部义齿鞍基与基牙的关系,直观地反映了牙列缺损的情况,易于区分牙支持式与牙-黏膜混合支持式可摘局部义齿。将牙列缺损形态与义齿基本设计联系在一起。然而Kennedy 分类法在应用中仍存在一些局限性。首先,只表明了牙弓中缺牙的部位和缺隙数目,而不能反映缺牙的数目和前牙复杂的缺失情况;其次,亚类无法表明部位,不能反映缺牙对患者生理、心理及功能的影响;再次,不能反映义齿的支持、固位及结构等。

(四)Kennedy 分类各类型的研究

最初建立牙列缺损的分类是为了可以简明描述缺牙的情况,在长期的应用和研究中,Curtis 在1992 年,Anderson 在 1959 年对 Kennedy 分类的发生率进行了统计。结果表明,Kennedy 第一类牙列缺损的发生率最高,且下颌多于上颌,Kennedy 第四类牙列缺损的发生率最低。但随着人们生活水平的提高和口腔卫生保健意识的增强,近年来 Kennedy 一类牙列缺损的发生率有所减少,而 Kennedy 二类牙列缺损的发生率有所增加。

二、Cummer 分类

1942 年 Cummer 按照直接固位体在牙弓中的位置,也就是支点线和牙弓的关系提出了 Cummer 分类法。他将牙列缺损分为四类,其中主要直接固位体的连线称为支点线或卡环线。有学者认为 Cummer 分类应视为牙列缺损修复后对可摘局部义齿支架的分类方法(图 6-3)。

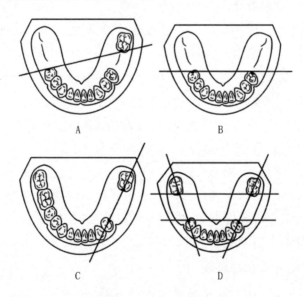

图 6-3　Cummer 分类

A.第一类斜线式;B.第二类横线式;C.第三类纵线式;D.第四类平面式

(一)Cummer 分类的类型

1.斜线式

支点线斜割牙弓。

2.横线式

支点线横割牙弓。

3.纵线式

支点线位于牙弓一侧而且成前后方向。

4.平面式

支点线构成多边形。

(二)应用举例

1.斜线式

斜线式可摘局部义齿的两个直接固位体位于牙弓两侧,斜线相对。两直接固位体连成的支点线斜向分割牙弓。此情况通常需要设计间接固位体,且尽量放置在支点线的中垂线所通过的牙上。

2.横线式

横线式可摘局部义齿的两个直接固位体位于牙弓两侧,横线相对。两直接固位体连成的支点线横向分割牙弓。此情况通常也需要设计间接固位体,且尽量放置在支点线的中垂线所通过的牙上。

3.纵线式

纵线式可摘局部义齿的两个直接固位体位于牙弓同侧,呈前后方向。此情况通常不需要设计间接固位体,多为单侧活动桥。

4.平面式

平面式可摘局部义齿有 3 个或 3 个以上的直接固位体,这些直接固位体连成的支点线构成三角形或多边形。这种情况下一般也不需要设计间接固位体。

三、王征寿分类

1959 年王征寿根据可摘局部义齿形式分为 6 类(图 6-4)。

(一)王征寿分类的类型

(1)牙弓一侧有缺牙,缺牙区前后有基牙,不与对侧牙发生连接关系。

(2)牙弓两侧都有后牙缺失,不论义齿末端是否游离,必须将两侧鞍基连接在一起。

(3)仅有一侧后牙缺失,不论义齿末端是否游离,必须与对侧牙连接在一起。

(4)缺牙在两侧基牙的前面,包括以缺失前牙为主的义齿。

(5)一侧后牙缺失,且末端为游离端,但不与对侧相连。

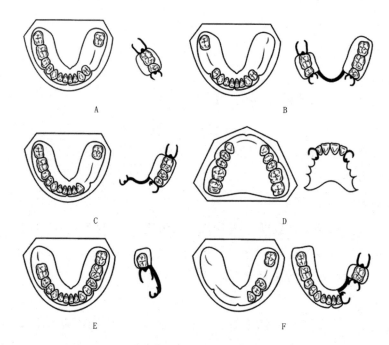

图 6-4　王征寿分类

A.王征寿第一类;B.王征寿第二类;C.王征寿第三类;

D.王征寿第四类;E.王征寿第五类;F.王征寿第六类

(二)王征寿分类的依据与运用法则

王征寿以三位数号码命名,即百位数代表类别,十位数代表义齿固位体的数目,个位数代表主要缺牙区以外的缺隙数。

(1)因为一般义齿都有两个固位体,所以第三个固位体标记为 1,以此类推。

(2)分类以最后缺牙区为主。

(3)连续的前后牙缺失,基牙均在缺牙的远中,属于第四类。

四、Bailyn-Beckett 分类

(一)Bailyn 分类

1928 年 Bailyn 根据可摘局部义齿修复后,口腔软硬组织承担力的部分分类(图 6-5)。

1.牙支持式

缺牙间隙前后都有基牙,而且两基牙之间的缺失牙数≤3。这种情况咀嚼时产生的力主要通过可摘局部义齿的固位体传导到基牙,由基牙及周围牙周膜等支持组织承担。

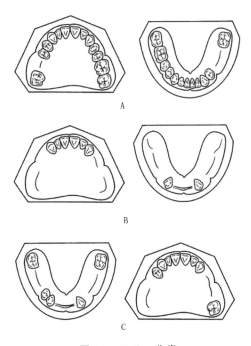

图 6-5 Bailyn 分类
A.牙支持式;B.黏膜支持式;C.混合支持式

2.黏膜支持式

缺牙间隙只有一侧有基牙,即末端游离缺失者。这种情况咀嚼时产生的力主要通过可摘局部义齿的基托和大连接体传导到缺牙区的牙槽嵴黏膜及黏膜下的硬组织,由大连接体及基托下被覆盖的软硬组织承担。

3.牙-黏膜混合支持式

缺牙间隙前后两侧都有基牙,而且两基牙之间的缺失牙数>3,或是基牙的支持能力较差。这种情况咀嚼时产生的力主要通过可摘局部义齿的基牙及周围牙周膜、周围支持组织、大连接体、基托下的软硬组织等支持承担。

在临床上并不能仅依据缺牙数目或缺牙间隙两侧是否存在基牙就判断义齿的支持形式,还应该结合基牙的牙周支持状况、缺牙的间隙长度、𬌗龈距离、𬌗关系协调与否、缺牙区的牙槽嵴情况等因素综合考虑。

(二)Beckett 分类

1953 年在 Bailyn 分类的基础上,Beckett 进一步提出应依据局部义齿各缺牙区的基牙和支持组织的情况进行分类。根据 Beckett 分类方法,缺牙区被分为两类。

1.牙支持式

缺牙间隙前后两侧都有基牙,且基牙牙体牙周状况良好,咀嚼时产生的𬌗力通过支托传导,几乎全部由基牙承担。此时,缺牙区的黏膜承受力较小(图 6-6)。

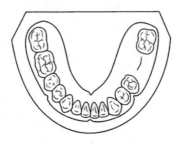

图 6-6　牙支持式

2.黏膜支持式

咀嚼时产生的𬌗力全部由可摘局部义齿基托下被覆盖的黏膜及硬组织承担。这种情况又分为两个亚类。①第一亚类:缺牙间隙一侧有基牙,末端为游离缺损;②第二亚类:缺牙间隙前后两侧都有基牙,且基牙牙体牙周状况不佳或缺牙间隙过大,基牙无法完全承担咀嚼时产生的𬌗力(图 6-7)。

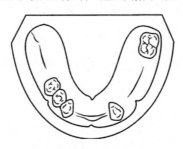

图 6-7　黏膜支持式

五、Skinner 分类

1959 年 Skinner 把牙列缺损时牙弓剩余的基牙和提供支持的牙槽嵴联系起来,认为可摘局部义齿是否合理主要看基牙和起支持作用的牙槽嵴之间的力分布是否合理,能否发挥最大支持作用。Skinner 把牙列缺损分为 5 类。

(一)Skinner 分类的类型

(1)可摘局部义齿基托的前后都有基牙。

(2)可摘局部义齿的基牙位于基托的后方。

(3)可摘局部义齿的基牙位于基托的前方。

（4）可摘局部义齿的基牙位于基托的中间，即基牙前后都有基托。

（5）可摘局部义齿的基牙位于牙弓的一侧。

（二）Skinner 分类的统计

Skinner 对各类型发生率进行了统计：Ⅰ发生率 14％；Ⅱ发生率 8.5％；Ⅲ发生率 72％；Ⅳ发生率 3％；Ⅴ发生率 2.5％。Skinner 分类是出于生理和解剖两方面考虑，有助于合理选择可摘局部义齿设计，最大程度地发挥口腔软硬组织的支持作用。

六、ACP 分类

2002 年 McGarry 提出了一种新的分类方法，按诊断标准，将修复治疗的复杂程度分为四类，即 ACP 分类。ACP 分类取决于缺牙区的位置范围、基牙条件、关系和剩余牙槽嵴条件 4 个方面，每一个方面又由简单到复杂分为 4～5 个评判标准。在临床记录时按表格填写。如 4 个方面都符合标准一，则为Ⅰ类，当存在不同标准时，按最复杂的那项分类。另外，只要患者存在全身其他系统疾病并发生口腔表现或存在颞下颌关节紊乱等情况，则为Ⅳ类（表 6-1）。由于可摘局部义齿分类众多，有必要从临床工作实际出发做一总结，以期能直观反映各种分类方法的特点（表 6-2）。

表 6-1　ACP 分类临床记录

ACP 分类临床记录表
缺牙区的位置和范围
缺牙区仅累及单侧牙弓，后牙缺失>2 个
缺牙区仅累及双侧牙弓，后牙缺失>2 个
后牙缺失>3 个
缺牙区多个，缺牙范围广
累及颌面部缺损
基牙条件
基牙牙体牙周健康，不需要修复前治疗
基牙条件较好，仅需要简单龋病治疗或龈炎治疗
基牙条件较差，需要牙体、牙周治疗或矫正治疗
基牙条件很差，需要复杂的修复前治疗殆关系
没有殆紊乱，Ⅰ类磨牙关系
需要局部殆关系调整，Ⅰ类磨牙关系
需要殆重建，改变殆曲线，但垂直距离不变，Ⅱ类磨牙关系

续表

需要殆重建,改变垂直距离,Ⅱ或Ⅲ磨牙关系

剩余牙槽嵴

    一类牙槽嵴

    二类牙槽嵴

    三类牙槽嵴

    四类牙槽嵴

其他

    全身其他系统疾病并发生口腔表现

    颞下颌关节紊乱

    不能配合治疗

表 6-2　可摘局部义齿分类的比较

分类	提出年份	分类依据	优点	缺点	评价
Kennedy	1925	缺损在牙弓中的位置	直接体现鞍基与基牙关系,为支架设计提供一定参考	不反映缺牙数目,不反映义齿支持、固位	>50%院校采用
Cummer	1942	直接固位体的连线与牙弓的位置关系	指导可摘局部义齿固位、稳定设计和固位体的设置	不反映多缺隙牙列缺损情况	应称为牙列缺损修复后可摘局部义齿支架的分类
王征寿	1959	三位数表示义齿设计形式、缺牙部位、缺牙数目	反映缺牙多少与义齿设计关系	不能指导可摘局部义齿的设计	号码命名在记录、归档、教学等有实用价值
Bailyn	1928	口腔软硬组织承载殆力的部位	可指导义齿支架设计	没考虑到牙周支持、缺牙间隙、跨度、殆龈距离、殆关系缺牙区牙槽嵴情况	可摘局部义齿支架设计的标准之一
Beckett	1953	可摘局部义齿各缺牙区的基牙和支持组织情况	可指导义齿支架设计	没考虑到牙周支持、缺牙间隙、跨度、殆龈距离、殆关系缺牙区牙槽嵴情况	可摘局部义齿支架设计的标准之一
Skinner	1959	牙弓剩余的基牙、提供支持的牙槽嵴	合理选择大连接体、固位体		最有效的发挥口腔软硬组织的支持作用
ACP	2002	按修复治疗的复杂程度	诊断、操作一致性,有利于交流、评估		方法客观,但还需在实践中进一步论证

第二节 支架的模型设计及制作

一、确定颌位关系

以下简要介绍五种确定可摘局部义齿颌位关系的方法。

(一)模型的直接对合

该方法适用于余留牙存在足够的接触,现有的颌位关系很明确,或义齿基托上仅有少量牙需要修复且没有病理性的表现时。用此方法可手持对颌模型发生咬合。对位模型后应用黏性蜡将模型基部连接,牢固地保持在咬合位置上,直至确保完成上架。此方法保存现有的垂直距离及天然牙列间可能存在的不平衡。在接受这样一个颌位关系记录之前,应该进行关系分析及纠正不平衡。这一方法具有明显的局限性,但是至少可以避免患者发生错误颌位的可能性,其效果仍然优于余留牙无足够咬合关系时的记录。

(二)有余留后牙时的颌位记录

该方法是第一种方法的修正。常用于有足够余留牙来支持,但手工对位不稳定时的 Kennedy 第Ⅲ或Ⅳ类的牙列缺损。临床通常使用的是颌间蜡记录法。然而,此方法确定的正中关系位的准确性会受到诸多因素的干扰,如蜡的体积、黏度及冷却后变形,过多的蜡压迫软组织变形等。从口内取出和转移到架过程也常常会引起记录变形。所以比较切实可行的蜡记录方法应该为:指导患者反复行正中关系位咬合,直至患者能比较自如到达正中关系位咬合。然后将一块均匀、柔软的基板蜡放入患者上下牙间,引导患者正中关系位咬合。取出蜡记录,立即冷水冲洗冷却。再次将蜡记录放入患者口内,矫正因蜡冷却可能产生的变形。再次取出蜡记录并冷水冷却。

用锋利刀片去除延展过度的蜡。要求达到蜡记录不与所有的黏膜转折发生干扰。可以将修形后的蜡记录再次放入患者口内试戴和检验。蜡记录需要使用咬合记录糊剂进一步校正。咬合记录糊剂才是最终记录咬合的介质。涂布咬合记录糊剂于蜡记录两面,放入患者口内行正中关系位咬合,直至糊剂完全固化方能取出蜡记录。去除所有溢出蜡记录以外的多余糊剂,保存咬合区牙尖印记。当对颌牙列完整时,甚至可以直接使用咬合记录灌注石膏模型,作为对颌模型。

使用咬合记录糊剂的优势在于：①密度均一；②闭合时容易移开；③平面复制准确；④三维稳定；⑤材料固化前，患者可以自行对咬合关系进行细微调整；⑥上架时，变形可能性小。使用咬合记录糊剂时也应注意以下 3 个细节：①使用糊剂记录咬合关系前，必须达到患者能自如准确地回到正中关系位；②模型必须准确，这样才能精密地配合咬合记录；③用钝刀修整进入倒凹、软组织或深沟内的记录材料。

(三)在记录基托上利用蜡堤记录上下颌关系

这种方法用于缺失牙比较多，一侧或双侧远中游离端缺失，且余留牙无咬合的患者。无牙区的简单蜡记录是绝对不可取的。蜡堤的多余部分可能会干扰软组织，引起蜡记录复位变形。这种方法除了使用蜡堤代替缺失牙，关键在于使用准确的记录基托。这种基托通常使用光固化或自凝树脂制作。除去模型组织面填倒凹区域，基托与模型应该是紧密贴合。另外基托不能过薄而导致变形，或者过厚影响组织运动。记录基托应尽可能与最终修复体的基托一致。如果颌位记录不在制作修复体的终模型上制作，就失去了制作的意义。在制作好的基托上放置蜡堤记录正中关系位的咬合记录，然后转移至架上。

(四)完全用蜡堤确定颌位关系

余留牙完全无咬合接触，如单颌无牙颌等，需要完全通过蜡堤记录咬合关系。在极少数情况下，口内仅余的牙齿没有咬合，也不影响非正中运动时，也可以采取这种方法。在这种情况下，颌位关系记录的确立完全建立在蜡堤上。必须由准确的颌位记录基托来支持蜡堤。这种记录咬合关系的方法很接近于全口义齿的转关系过程。和全口义齿的制作一样，它涉及面弓的应用、架的选择、记录正中关系和非正中关系等方面。

(五)通过𬌗轨迹记录来确定𬌗关系

这种方法采用记录𬌗轨迹和使用咬合模板，不需要取对颌模型。当采取静态颌位记录时，无论是否非正中的关节运动，都根据一个特定的概念来排列人工牙直到恢复咬合。另一方面，当采取功能性记录时，要调磨人工牙使之适应记录下来的非正中运动。这些运动受余留牙的影响变得更为复杂。多数学者认为，当对颌为修复体时，用任何功能性记录确定的尖牙诱导具有功能性的关键作用。这样的理论是根据在非正中运动时，对颌牙达到功能性接触时，尖牙可以诱导下颌运动。也有人指出，尖牙将本体感受器的冲动传递给咀嚼肌，这样，即使没有实际的接触导向，仍会对下颌的运动产生影响。但是，只要修复体中存在天然牙,这些余留牙将是下颌运动的主要影响因素。仅仅观察静态上下牙的关系,然后将下颌移到各种非正中位来观察是不够的。有必要发展一种动态的概念以便产生和面部骨骼、肌、颞下颌关节达到功能性平衡的,这种平衡应该同时存在于余留天然牙之间。记录轨迹的具体步骤如下。

(1)用于支持蜡堤的义齿基托应与最终义齿基托具有相同的精度和稳定度。最理想的是直接采用最终义齿基托,这里就体现出金属基托的优势了。

(2)告知患者,蜡堤必须戴用 24 小时或更长。除了就餐时取下,包括睡觉时都应该戴用蜡堤。经过试戴,下颌运动的所有边缘位均可被记录下。这种记录不仅包括自发的侧向运动,而且还包括由于位置改变引起的颌位运动中的不自主侧向运动,同时还应记录睡眠中的边缘位和习惯性运动。

(3)24 小时后,蜡堤的平面应该呈现连续光滑的光泽面,提示在所有的边缘运动中,蜡堤与对颌牙有功能性接触。无接触中缺如的部位应该加足蜡。指导患者取戴这种蜡堤,并说明在咀嚼过程中,蜡会被对颌牙磨耗成形,并在天然牙上留下蜡屑,需要偶尔清洁。蜡堤试戴后,先前的下颌位置可能会发生改变,在下一次就诊时就可以完成记录了。但是如果要记录所有的不自主运动或由于位置变化而引起的运动,患者应再试戴蜡堤一段时间。

(4)在经过第二次 24～48 小时试戴后,记录应该完全准确。作为保持垂直距离的余留牙应该保持与蜡堤接触。蜡堤应该能够反映所有边缘运动时牙尖位置的完整光滑面。这样在可摘局部义齿上建立的和对颌牙或人工牙之间的咬合要比仅在口内调更为平衡。

轨迹记录法还有其他优势,这使得在实际工作中获得颌位关系成为可能。在这种情况下,义齿支架完全就位,对颌牙完全行使功能。在一些患者中,当深覆或下颌发生旋转时,无论是单侧还是双侧,轨迹记录可能恢复丧失的垂直距离。已完成的记录需要转换成为咬合模板。这常常需要在记录已重新就位并已确定在工作模型上或加工模型上,用模型泥围模,仅暴露出用作垂直终止支点的蜡记录和区域。然后用硬代型石膏充填以形成咬合模板。

确定好颌位关系后,妥善保存颌位记录,待支架铸造完成后再上架制作义齿。

二、模型设计

模型设计的基本过程是用观测器的分析杆检查诊断模型上各基牙和黏膜的倒凹情况,画出观测线。结合临床检查的资料,制订口腔预备计划,并确定基牙的数量及分布,卡环的类型和位置,倒凹的大小,确定基托范围,选择和设计共同就位道。

(一)模型观测

观测诊断模型是确定正确的诊断和治疗计划所必需的步骤。其目的如下。

(1)确定最佳就位道,去除或减小义齿就位和摘出时的干扰。

(2)确定基牙邻面是否能或需要预备平面作为引导义齿取戴时的导平面。

(3)测量基牙上的倒凹,定位可用于固位的区域。

(4)确定牙和骨性干扰是否需要去除或选择其他就位道来避开。

(5)确定最佳就位道,兼顾义齿的美观效果。

(6)制订一个准确的口腔预备计划。包括导平面的位置,去除过大的倒凹及影响就位道的干扰。先用红笔标记这些区域,再用倒凹测量尺测量能够安全去除(不暴露牙本质)的牙体组织量。

(7)描绘基牙外形高点,对需要避免、去除或填充的不利倒凹进行定位。

(8)记录最佳就位道的模型位置作为以后的参考。

(二)确定就位道

选择就位道要求在保证义齿良好固位的前提下,合理利用患者的口腔条件,设计美观、便于患者自行取戴的义齿。决定就位道的因素有导平面、固位区、干扰和美观。

1.导平面

必须确定或预备出相互平行的基牙邻面作为义齿取戴时的导平面。这样才能避免义齿摘戴时对义齿、接触的牙齿和义齿覆盖软组织的损伤。同时导平面是保证卡环固位作用的必要条件,它能保证义齿沿正确的就位道方向摘戴。

2.固位区

固位区是相对于确定的就位道而言的。义齿取戴过程中,卡臂通过基牙的凸面时受力弯曲,金属抗变形时产生的力量就是固位力的来源。牙弓两侧每个主要基牙上的固位力很难达到完全平衡(大小相等、位置对称)。均衡固位力可以通过改变就位道,从而增大或减小倒凹深度来获得;或者通过改变卡臂的设计、大小、长度或材质来实现。同时,必须存在明确的针对卡环卡臂的跨弓对抗装置(如卡环对抗臂),固位力只要能抵抗适当的脱位力即可,也就是说它应该是义齿保持适当固位所需的最小程度。

3.干扰

干扰可以通过调磨牙体去除,甚至拔牙和用修复体改变牙体形态来消除。

但是如因某种原因无法去除时,干扰因素应优先于固位和导平面来考虑,往往必须通过改变就位道或牺牲固位和导平面来消除。

4.美观

通过选择最佳就位道能够使人工牙的排列位于最美观的位置,也能使卡环金属和基托材料最少暴露。当前牙缺失,需要可摘局部义齿修复时,美观因素可能比其他因素都更为重要。通常需要选择较垂直的就位道,使人工牙和天然牙都不需过多调改。但是活动义齿的修复不能为了追求美观而损伤剩余口腔组织健康或影响义齿使用功能。

(三)义齿设计的最后确定

确定好就位道以后就要按此就位道方向定位并标记所有计划需要修整的口腔组织。拔牙和手术应该优先考虑,以允许足够的愈合时间。支托的位置由义齿的支架设计决定。因此在确定就位道以后,应在诊断模型上画出支托的初步位置。义齿的最终设计包括:①标记有口腔预备和义齿设计的诊断模型;②显示设计和每个基牙治疗计划的图表;③显示整个治疗计划的工作图表,以便快速查阅和核对;④记录有每项治疗费用的报价单。

三、完成工作模型

按照设计好的治疗计划和义齿设计进行口腔预备后,就可以制取工作印模和灌注工作模型。由于义齿是在加工厂进行制作,所以医师和技师的交流直接影响到义齿的品质。医师通常需要向技师提供如下信息:①义齿设计单,包括义齿的材料、义齿的修复范围等。②一个经过观测的诊断模型和义齿的设计标示。③正确上好架的工作模型,并标示好软硬组织外形高点。以上3项必不可少,否则义齿品质将受到影响。医师确定好的就位道需要在工作模型上标记3个分散的记号,以便技师能够重复定位工作模的平面,从而确定就位道。经过定位工作平面后,工作模型需要进行系列处理方可进行义齿的制作。

(一)去除不利倒凹

填充工作模上影响义齿支架制作的倒凹是进行义齿制作的第一步。义齿坚硬部分(支架除卡臂尖以外的所有部分)所经过的倒凹区必须填充。硬质嵌体蜡可作为理想的填倒凹材料,使用方便并且便于用观测仪蜡刀进行修整。翻制耐火模型时的温度不宜过高,以免熔化填倒凹的嵌体蜡影响翻制模型的精度。填倒凹之前需要在工作模上刻画出大连接体的轮廓。刻画线深度约0.5 mm,临近龈缘区域不做刻画。标记线呈浅凹形,在连接体边缘处变浅。这将有利于防止食物嵌塞,同时又缓冲牙龈区域。

填充倒凹时,应稍过量地填充一些,然后刮除多余材料。刮除材料的方法有平行去除法和带锥度去除法。医师应该在设计支架时明确指出使用何种填充倒凹的方法。一般而言,平行去除法适合于牙支持式的义齿,而混合支持或软组织支持式义齿最好也使用平行去除法。但是对于义齿固位欠佳的义齿,为了防止义齿移动时引起压痛,可以考虑使用带锥度去除法。对于卡环固位臂尖端部分的填倒凹,可以适当制作出一个平面,用于指导安放卡环蜡型的位置。

导平面和大、小连接体经过的所有倒凹区都必须填倒凹。其他一些可能增加翻制模型困难的倒凹也必须使用硬质基托蜡或油泥填塞。这些区域不涉及就位道,因此不需要使用观测仪。修整填倒凹的嵌体蜡时必须小心谨慎,如不慎蹭伤基牙模型则可能引起戴义齿困难和支架调磨,可能破坏导平面的作用。

(二)边缘封闭

主要针对上颌,为增加金属支架的边缘封闭性,在非硬区部分将金属支架与黏膜接触的边缘轻轻刻画出 0.5 mm 深的凹槽,同理上颌后堤区也需刮去少许石膏。

(三)垫蜡处理

在鞍基区牙槽嵴均匀地垫 0.5～1.0 mm 厚的薄蜡片,预留增力网下塑料的空间,以利于将来缓冲或垫底。在硬区也要铺 0.2～0.3 mm 的蜡以进行缓冲。注意铺蜡的范围应比金属基托边缘略小,以保证金属基托边缘的封闭性。在游离缺失的患者,应在铺蜡的后份切出直径 2 mm 左右的孔,以制作支架上的支撑点。舌腭侧的铺蜡边缘将形成支架组织面的金属塑料衔接线或称完成线,因此边缘应切割成<90°角,与将来的外完成线错开 1～2 mm,且边界清晰。

(四)翻制耐火模型

完成上述工序以后就可以翻制耐火模型了。翻制模型使用的是一种琼脂。取得印模后一般需要冷却 1 小时左右再打开型盒。取出工作模型,然后灌注印模。填倒凹与使用何种合金制作支架无关,但是翻制模型时的材料就应由铸造合金决定。如使用低熔合金时,可以采用石膏翻制模型,但如果是高熔合金时,必须使用磷酸盐包埋料翻制模型。

(五)制作支架蜡型

首先应转移工作模上的设计标记于耐火模型上,包括各部分结构的标记:支托凹的大小和部位,塑料基托范围,金属基托、网状、板及杆、连接体、卡环分别用不同颜色的铅笔标记。一般金属部件用红色笔标记,塑料基托用蓝色笔标记。然后按照预先设计的位置和方案制作支架蜡型。现在通常使用的是成品蜡型。安放好蜡型后,应稍加压力使其与耐火模型精密贴合,不易移位。使用雕刀小心去除超出标记线的蜡型。

(六)铸道口的标记

使用反插法的铸道设计时,应该在石膏工作模上标出铸道口的位置,一般是在上颌腭顶或下颌口底中央。

(七)记录模型与观测器的空间位置关系

在模型的颊侧边缘或后缘,用分析杆标定两条相互平行的线,以记录模型与观测台的空间位置关系。

(八)注意事项

(1)应先将模型平放,分析杆与模型垂直,画出导线。然后倾斜模型画出导线,两条导线的共同倒凹区才是可用于固位的有效倒凹区。

(2)在模型填充倒凹时不可填入过多,否则义齿完成后会出现食物嵌塞;如填入不足会出现义齿就位困难。

(3)边缘封闭线刻画的深度应依据口腔内相应区域黏膜的可让性确定。

(4)牙槽嵴顶区垫蜡应稳固,否则复模时会产生移位导致复模失败。

(5)模型在观测仪平台上的定位记录,供复模后校正耐火模型的倾斜角度。

四、铸造支架的弯制卡环制作

可摘局部义齿的固位体可以采取直接铸造法完成,也可以使用锻丝弯制卡环来完成。很多医师认为锻丝弯制卡环弹性优于铸造卡环,而且弯制卡环更易调改。由于锻丝的界面为圆形,所以其机械性能各向相近,被认为比半圆形铸造卡环弹性更好。锻丝卡环的材质可分为贵金属(如金、钯、铂、银等)和非贵金属(如不锈钢、镍铬合金、镍铬钴合金等)。由于贵金属材料昂贵,所以镍-铬-钴合金作为弯制卡环的材料使用最为广泛。非贵金属锻丝没有贵金属锻丝的回复性,临床使用效果肯定。弯制卡环多用于过渡义齿或义齿修补。弯制卡环制作方法很多,没有太多固定规则。

弯制卡环有4种方法结合到可摘局部活动义齿上。①将弯制卡环包埋进入义齿基托:这个方法在义齿修补时使用得最多。②将弯制好的卡环包入蜡型,然后铸造修成整体的义齿:这种方法的缺陷就是可能会影响到弯制卡环的使用寿命。③使用电焊接技术,将弯制卡环和做好的支架焊接起来:这是一种比较可靠的制作方法。但是,如果焊接点选择在小连接体或支托上时,焊接的热量可能会对锻丝的物理性能产生不良影响。最佳焊接点应选择在支架的主体部分,并远离容易弯曲变形的区域。这样,即使焊接对支架产生影响,也会被基托树脂所覆盖。焊接材料一般选择镍基质的工业合金,当然,贵金属也可用于焊接,但是并无明显优势。④激光焊接技术也被广泛应用于锻丝卡环的焊接:现在一般使用氩气作为焊接的保护气体,防止焊接过程中氧化物的形成。如果焊接点将被包裹在义齿基托中,则不需要特殊的抛光处理。

五、激光焊接的应用

20世纪90年代初激光焊接技术被引入口腔修复领域,可以对铸造引起变形的支架、桥架进行切割、定位后焊接来提高修复体的精度,同时用来修复较小的铸造缺陷。激光焊接是最近几年应用于口腔修复体焊接的一项新工艺、新技术,牙科激光是利用红外线光谱,通过激光器积累能量,在极短的时间内定向发射、释放能量,使能量集中在焊件的焊接区,导致局部金属熔化使焊件连接成一整体。它属于熔化焊,具有焊件接头强度高;金属材料结构均一,耐腐蚀;无需包埋,焊接方法简单,且准确性高;在氩气保护下,防止焊接面氧化等特点,由于这些独有的特点,使得激光焊接在口腔修复中有非常广阔的应用前景。

激光是一种电磁波能量,具有良好的相干性、单色性和方向性。它通过把很强的能量集中于一点使金属熔化进行焊接,具有以下优点:①焊接热源为光束,无需与焊区直接接触,可以透过玻璃窗进行焊接;②热影响区小,可以获得精确的焊接接头,在靠近烤瓷或树脂贴面的部位和义齿鞍基处亦可直接焊接;③激光束不受磁场的影响;④无需包埋,省时、快速,而且可以减少包埋过程产生的误差;⑤激光焊接的所有参数,如频率、能量级等都是预先设置好的,由机器自动操作,初学者容易掌握。

六、试戴

为了制作出生物学上可接受的修复体,可摘局部活动义齿在交给患者之前必须经过试戴。这一步骤应包括:①义齿基托组织面的调整,实现和支持软组织的协调;②调整以适应支托和义齿其他金属部分;③人工牙列上的最后调使之与对颌达到平衡。

(一)义齿基托组织面的调改

为了达到义齿和支持组织的最佳吻合状态,应该使用指示糊剂。这种糊剂必须能易于在组织接触时被移位,并且不附着在口腔组织上。一种易于获得的指示糊剂可以通过等量混合植物油和氧化锌粉剂获得。

不应该过度调改义齿以避免发生疼痛来打发患者。应该常规使用指示糊剂,确定压痛点进行调改。均匀地薄薄涂布一层指示糊剂于口腔支持组织上,然后手指施压于义齿。不能指望一次足够大的力量加压义齿可以记录所有压力区。医师应该用手指加以超过患者预期的垂直向和水平向的力量,依次移动并得到检测。在压力过大的区域,指示糊剂会移开,相应的义齿上标记区就是需要缓冲的位置。然后需要多次重复这一步骤,直至过大压力区消失。但是如果患者口腔较干燥,这一方法不宜使用。因为糊剂容易粘在组织上,而义齿上的无糊剂区域将被误认为压力区而被缓冲。

压力区最常见于以下区域。①下颌:前磨牙区牙槽嵴舌面;下颌舌骨嵴;义齿边缘伸入下颌舌骨嵴后的间隙;下颌升支附近的远中颊侧边缘和外斜嵴。②上颌:覆盖上颌结节的义齿颊侧翼缘区的内侧;颧牙槽嵴处的义齿边缘;翼上颌切迹处义齿可能撞击翼下颌韧带或翼突钩。另外,上、下颌牙弓均可能有骨尖或不规则的骨突,这些区域义齿都必须缓冲。需要缓冲的程度取决于印模的准确性、工作模的精度和技师的操作。虽然印模技术、印模材料和制作工艺都有了长足的提升,但是技术的失误、一些非人为因素总是存在的。所以医师的职责就是将创伤控制在最低水平,义齿的初戴必须有极大的耐心和责任感。

(二)义齿支架的𬌗干扰

任何来自支托或义齿支架其他部分的𬌗干扰都应在关系确立之前或之中消除。当然,如果口腔准备充分,义齿设计合理,并不存在这种调整。但是一旦存在𬌗干扰,必须在试戴义齿时得到足够的重视和合理的处理。如果省略口内试支架的步骤,义齿制作的效果将大打折扣。

(三)调𬌗使天然牙和人工牙达到𬌗平衡

可摘局部义齿初戴的最后一个步骤就是调𬌗,使义齿在下颌各个方向运动中与天然相协调。当双颌同时修复时,调过程与全口义齿调𬌗类似。特别是口内仅余留少量天然牙,且无咬合时,更是如此。但是当余留牙较多,而且在下颌运动过程中,有一个或多个天然牙咬合时,这些牙在某种程度上会干扰下颌运动。因此,有必要使可摘义齿上的人工牙列与任何现存的天然牙咬合协调。

牙支持式可摘义齿的调𬌗可以用任何一种口内方法精确完成。但是对于游离端可摘义齿,应用架比采取口内调𬌗更为准确。因为在口腔闭合力量的作用下,远中游离端义齿会出现移动,表现为口内调𬌗无法解释的差异。采用无压力咬合记录上架调𬌗,义齿通常都可获得比较理想的调𬌗效果。当上下颌都有可摘义齿需要调𬌗时,最好从单颌开始,只戴入单颌义齿,消除所有干扰以后,再戴入另外义齿完成调𬌗。该方法的主要思路就是将调整好的单颌视为一个完整的牙弓。一般而言,先调整哪颌可以任意决定,但是如果一颌为牙支持式义齿,另一颌义齿存在软组织支持,那么应该先调整牙支持式义齿,直至该义齿与对颌所有天然牙咬合良好后,方可进行另一颌义齿调𬌗。如果双颌义齿都是牙支持式,应先调改余留牙较多的义齿。在调𬌗后,人工牙的解剖形态应该恢复到具有最大咀嚼效率。通常可以通过恢复窝沟或溢出道、颊舌向减径来增加牙尖锐利程度及减小向高度来得以实现。下颌牙的颊斜面和上颌牙的舌斜面尤其应该减径,以确保在闭合至尖窝位时,这些区域不受干扰。应尽可能将与天然牙相对的义齿人工牙的解剖形态恢复到最大功效。虽然在下次复诊中仍然可以继续调𬌗,但是患者不能如期复诊的可能性总是存在。宽大而无效的咬合面可能会造成支持组织负担过大,而引起创伤。因此应尽可能在初戴的时候达到一个理想的咬合接触。

初次调𬌗后,患者的肌肉系统会慢慢适应戴入义齿以后引起的变化,并达到一个新的平衡点。经过一个适当的时间后应嘱咐患者复诊,进行再次调𬌗。一般认为两次完善的调𬌗已经充分,但是每隔6个月定期复查咬合状态是十分必要的,这样可以避免由于义齿支持组织改变或牙齿移动而引起的创伤性𬌗干扰。

(四)对患者的指导

将义齿交予患者并不是初戴的终结,戴义齿后与患者的沟通和指导直接影响到义齿的使用和患者的认知度。应该告知患者最初可能会发生一些不适和小问题,大多是因为义齿体积引起舌体运动受限,患者主观上应尽力去克服和适应。另外,还必须指明,虽然在制作的整个过程中,医师和技师已经尽力避免和预防戴义齿后的疼痛,但是疼痛的发生还是很常见的,患者应给予充分的理解和支持。和患者讨论发音问题时,应强调义齿可能会影响说话,这是患者必须自行克服的唯一问题。除去制作失误或牙列排列问题,大部分患者戴入义齿后不会存在太大发音困难,而且这种说话障碍通常会在数天消失。

关于义齿戴入后大多数患者或多或少存在舌体运动受限和异物堵塞感。医师应检查义齿形态,避免过厚,或位置不佳。常需减薄的区域是下颌义齿的远中舌侧边缘。医师可以通过戴入义齿后手触摸义齿边缘,以确保义齿此处最薄。嘱咐患者注意维护口内余留牙和义齿的清洁,预防龋齿的发生。要尽量避免食物残渣的堆积,尤其是基牙和小连接体的下方。要经常使用按摩牙刷按摩义齿基托相对应的牙槽嵴顶软组织,防止牙龈炎的产生。关于夜间是否需要佩戴义齿,目前认为应该依据患者的情况而定。虽然夜间取下义齿可以让牙槽软组织获得休息,但是由于义齿在水中浸泡会产生体积上的改变,所以患者常诉次日戴义齿轻微不适。唯一必须佩戴义齿睡觉的患者就是夜磨牙的患者。因为取下义齿后,患者余留牙在夜间发生不自主的磨牙时会受到较大的损伤。如果取下可摘局部义齿后,对颌为全口义齿时,建议也不要佩戴全口义齿。这样夜间休息时,余留牙就不会影响到全口义齿的牙槽支持组织。一般戴义齿后的第一次复诊不应间隔时间过长,建议在戴义齿后 24 小时进行。这样可以尽早发现义齿不适之处,利于维护患者口腔组织健康。

第三节　可摘局部义齿的设计

可摘局部义齿的设计一直被视为较复杂的问题,虽然目前世界上存在许多采用计算机分析的专家设计系统,如 1985 年日本的 Meada 系统,1989 年美国的 MacPRD 系统,1991 年英国的 RaPiD 系统,1993 年中国的吕培军系统等,但由于牙体缺损种类繁多,以单颌 14 颗牙齿计算,仅上颌或下颌的缺牙组合类型就达 16 382 种之多($=2^{14}$),加上患者特殊的口腔软硬组织状况和对牙列缺损修复提出的个别要求,设计方案更加复杂多变。

一、可摘局部义齿的设计原则

可摘局部义齿的设计必须遵循一定的基本原则,才能达到恢复缺失组织的生理形态和生理功能的目的,否则将可能造成牙列中其他牙齿和牙齿支持组织的损害。

(一)尽可能保护口腔软、硬组织的健康

1.义齿支持组织的受力应符合生理状态

(1)合理分配基牙和基托下组织承受的𬌗力:牙支持式义齿的设计原则是考虑到基牙能承受人工牙传递并分配的𬌗力,因此,缺牙区基托下组织承受的力较小,其受力状况与固定义齿相似。黏膜支持式义齿的设计原则是考虑到牙列中的余留牙无法承受除自身受力之外的其他附加外力,因此,人工牙的受力基本上

由基托下支持组织承担,故必须扩大基托面积,尽可能减轻支持组织单位面积上的受力。混合支持式义齿的设计原则是利用牙列中的余留牙和缺牙区支持组织共同承受人工牙传递的力,因此,设计的关键是如何合理分配殆力。如基牙条件较好、缺失区牙槽嵴条件欠佳,则可以考虑在基牙上设计固位和稳定性较好的卡环类型,义齿受到的殆力主要由基牙承担,基托下组织起分散力的作用。如基牙牙周条件欠佳,而缺失区牙槽骨丰满、黏膜致密,则在基牙上尽量设计减轻基牙受力的卡环类型,同时扩大基托面积,殆力主要由基托下组织承担。

(2)减轻倾斜牙、孤立牙和错位牙的受力:倾斜牙在承受正中咬合的垂直力时,会产生使牙齿进一步倾斜的侧向力,从而损伤牙周组织。因此,义齿设计时应慎重考虑在此类牙上放置固位体和支托。支托与垂直小连接体之间形成的角度应>90°角,使殆力尽可能沿基牙长轴传导;必要时,也可在支托的对侧设计辅助支托,从而防止对基牙的不利作用。对于孤立牙和错位牙能否放置固位体或支托,则应视义齿的整体设计和该牙承受力的能力而定,原则上孤立牙和错位牙承受的力不能超越其生理阈值。

2.义齿的组成部分应尽可能不影响自洁作用

现代可摘局部义齿的设计观念认为义齿除具有良好的固位和稳定,以及坚固耐用之外,还必须具有保护口腔卫生,即维持口腔的自洁作用。主张义齿设计简单、灵巧,强调可摘局部义齿戴入口内,其组成部分不应影响食物流对牙龈的清洁和按摩作用,从而防止菌斑黏附于基牙和义齿表面。如卡环与基牙的接触面积应尽可能减小,并且保持紧密的接触;卡环和支托表面应光洁圆滑,与基牙牙体接触的边缘线也应流畅、起伏自然而连续;修复体各部件的组织面应与所接触的口腔软、硬组织密合,一方面利于固位,另一方面也防止食物残渣滞留和软垢形成;同时义齿的基托应尽量按设计要求做到边缘伸展充分,封闭良好;支架设计应简洁,舌、腭杆放置应不妨碍舌及咀嚼肌群的生理运动;避免不必要的牙龈覆盖;修复体各部件的磨光面应高度抛光,边缘圆滑易清洁;修复体形态应与口腔软硬组织协调,尽可能保持原有的口腔自洁作用不被破坏。

3.防止义齿不稳定因素对组织的损伤

可摘局部义齿支持组织的可让性存在差异,如牙齿的可动度很小,而缺牙区软组织的可让性较大;即便是软组织,覆盖在口腔硬腭区的黏膜与非硬区的黏膜可让性也存在差异,因此,混合支持式义齿和黏膜支持式义齿在受力时无法均匀下沉,支持组织可让性小的区域容易形成支点,造成义齿的压痛和不稳定。此时,一方面需要对可让性较小的部位进行缓冲,减少不稳定;另一方面,由于义齿的下沉性不稳定现象,修复体在使用一段时间后,缺牙区牙槽骨和覆盖的软组织会吸收、萎缩,造成基托与黏膜之间出现间隙,应及时对基托组织面进行重衬,防止义齿下沉造成基托下组织创伤。同时由于支持组织之间存在可让性的差异,当游离端义齿基托下软组织产生位移时,末端基牙受到较大的扭力。因此,在设计固位体和连接体时,必须考虑减轻末端基牙的扭力,如采用近中支托、远中固位臂等,以保护基牙的健康。

(二)义齿应有良好的固位与稳定

1.义齿应具有良好的固位力

可摘局部义齿的固位力主要来源于义齿部件与天然牙之间产生的摩擦力、基托与黏膜之间产生的吸附力、表面张力和大气压力,对下颌义齿来说还存在义齿重力。一般来说牙支持式义齿的固位力主要由直接固位体提供;黏膜支持式义齿的固位力除由直接固位体提供外,吸附力也起到调节固位力的作用;而混合支持式义齿的固位力视牙列缺损类型和缺牙后邻近基牙及缺牙区软硬组织健康状况而定。

(1)固位力大小:单颌可摘局部义齿的固位力一般在 0.8～1.5 kg,此固位力可以抵御义齿在功能状态下所产生的脱位力,特别是咀嚼黏性食物或瞬间产生过大的侧向力。

(2)固位体数目:单颌可摘局部义齿的卡环数目一般在 2～4 个。如果卡环数目小于此范围,必须考虑采用其他方法来增加固位力,如扩大基托面积以增加吸附力等。

(3)固位体类型和制作方法:应根据基牙倒凹调整后所绘制的观测线来选择卡环的类型;有时要充分利用卡环组合,以保证足够的固位效果。应根据修复体需要的固位力情况来选择卡环的制作材料和方法,如铸造卡环可提供较强的纵向固位力,而锻丝卡环可提供较强的横向固位力。应根据模型观测线和卡环金属材料的弹性和刚性来确定卡环臂进入基牙倒凹区的深度,不宜过深,以免摘戴时产生过大的侧向力和扭力。

(4)基牙选择:理想的基牙牙冠外形应有明显的倒凹区和非倒凹区之分,以利于卡环的固位臂进入倒凹区,发挥有效的固位作用。同时,基牙的支持组织也是基牙选择的关键因素,一般磨牙为优先考虑的基牙,其次为尖牙、前磨牙。此外,除个别牙缺失或牙列单侧缺损需做单侧设计外,基牙的位置应尽可能安放在牙弓的两侧,通过相互制约作用,达到较好的固位效果。

(5)就位道:通过改变义齿的就位道,可以调整基牙倒凹的深度和坡度,从而选择合适的固位体,或者利用制锁作用来增减固位力。

2.义齿应达到良好的稳定性

稳定是可摘局部义齿发挥功能的先决条件。可摘局部义齿的不稳定在临床上主要表现为翘起、摆动、旋转、下沉。翘起是指游离端义齿受食物黏着力、上颌义齿受重力等因素作用,游离端基托向向转动脱位,但不脱落。摆动是指义齿游离端受侧向力作用造成的向颊、舌向的摆动。旋转是指义齿绕纵支点线的转动。下沉是指义齿受力作用时,基托向组织面下压。

(1)消除义齿转动性不稳定的方法:可摘局部义齿的翘起、摆动和旋转等属于转动性不稳定。消除转动性不稳定的主要方法是抗衡法和消除支点法。

抗衡法是指当可摘局部义齿沿支点线、回转线扭转或倾斜时,在支点线、转动轴的对侧使用对抗性、平衡性的措施。针对翘起性不稳定,可在游离端缺失区的邻近牙上放置直接固位体,而在直接固位体的远处或对侧放置间接固位体,此时直接固位体(即支点线)与基托末端之间的距离为游离距,而直接固位体(即支点线)与间接固位体之间的距离为平衡距,显然,平衡距越大,对抗游离距的能力越强,义齿的稳定性越好;同时还可利用靠近缺失区基牙的远中倒凹或远中邻面的制锁作用来制止义齿末端的翘起。针对摆动性不稳定,除设置间接固位体外,还可在单侧游离端义齿的对侧牙弓上设置直接固位体;适当降低人工牙的牙尖斜度;选择合适的大连接体连接两侧牙弓;充分扩展缺失区的基托等措施来控制义齿游离端的摆动。针对旋转性不稳定,可通过减小人工牙面颊舌径;加宽支托;利用卡环体部的环抱作用或者邻面基托的制锁作用等措施来减小义齿的旋转。

消除支点法是指当可摘局部义齿的部件与口腔硬组织之间形成支点时,采用缓冲和取消支点的方法,获得义齿的稳定。可摘局部义齿可能存在的支点有两种:一种是支托、卡环等在余留牙上形成的支点;另一种是基托和基托下组织形成的支点。对于在余留牙上形成的支点,通常在去除支托或调整卡环后,即可提高义齿的稳定性;对于在基托下的骨突、骨尖、硬腭区的明显骨隆突等支点,则必须通过对这些区域的基托组织面进行缓冲,来提高义齿的稳定性。

(2)消除义齿下沉性不稳定的方法:可摘局部义齿的下沉是游离端缺失修复中的突出问题,常常由此造成牙槽黏膜的压痛和基牙的损伤,需要加以重点预防。消除下沉性不稳定的主要方法是减压法、功能印模法和对抗法。此外,当义齿在下沉中遇到支点时,还应采取相应的消除支点的措施。

减压法是指通过扩大基托面积、减小人工牙颊舌径、减少人工牙数目等措施,降低义齿组织面牙槽黏膜上的力。功能印模法是指对游离端牙槽黏膜采取压力印模,以获得缺失区软组织在功能状态下,即压力状态下的形态,从而减小义齿在受到力后的进一步下沉,并保持基托组织面与支持组织的一致。对抗法主要是指通过使用覆盖基牙、种植体等措施,增加义齿的支持点,对抗义齿的下沉。由于减压法和功能印模法的主要目的是将下沉的影响最小化,所以并未从根本上消除游离端缺失所带来的弊端。与之相比,对抗法通过在游离端的远中使用支点,则从根本上消除了下沉性不稳定所带来的问题,因为此时义齿的支持形式从混合支持转变成了牙支持。具体应用时,可在远中游离端植入种植体,然后通过球帽附着体、磁性附着体或者以套筒冠的形式与可摘局部义齿相连。

在消除可摘局部义齿下沉性不稳定的方法中,还有一种值得探讨的措施,那就是在支点线的对侧使用具有固位作用的间接固位体,如放置在前牙区的卡环、邻间钩等。当游离端基托下沉时,这些间接固位体确实可以起到抵抗义齿下沉的作用,但放置间接固位体的基牙同时也会受到向的作用力,当缺失区较大、义齿组织面与牙槽黏膜贴合较差时,过大的向作用力将可能导致基牙的损伤。即便义齿制作精良,由于游离端下沉的不可避免,随着时间的延长,如果不注意重衬,仍可导致基牙牙周组织的损伤。所以,对于游离端义齿,一般建议在支点线的对侧只设置不具有固位作用的间接固位体,如切支托、𬌗支托、舌板、带连续卡环的舌杆等。但这有时可能会导致义齿的固位力不足,或者是由于直接固位体的位置靠后而不便于取戴,因而,在必须设计此类间接固位体时,最好使用锻丝卡环,利用其优良的弹性,减小对基牙的扭力;或者是使用杆型卡环,并且将卡臂尖端靠近基牙的远中倒凹区。

(三)义齿应与生理性补关系协调

牙列缺损后,患者容易形成偏侧咀嚼或者下颌前伸咀嚼,长此以往,会导致左右侧颞下颌关节运动不对称、咀嚼肌收缩不协调及面部不对称等。因此,可摘局部义齿不仅要修复缺失牙的形态,更要恢复咬合功能,保持颞下颌关节、咀嚼肌两者之间的协调性。

1.建立协调的𬌗关系

采用可摘局部义齿进行修复,应保证义齿戴入口内后,牙列在正中咬合时,人工牙与天然牙或人工牙与人工牙之间具有最广泛的尖窝接触关系,这样不仅会提高咀嚼效率,而且由于参与咬合的牙齿牙周感受器增加,有助于尽快达到神经与咀嚼肌之间的功能协调。同时,应保证下颌在作前伸和侧方运动时,人工牙与对颌牙之间的接触是建立在与患者咀嚼肌群、颞下颌关节相协调的关系上。

如个别前牙缺失,人工牙的排列可参照邻牙的咬合关系,前伸运动的调整,使其与邻牙的运动协调。若多数前牙缺失,则需考虑前伸切道斜度,即前牙弓的弧度和覆𬌗、覆盖,同时注意调整侧方咬合运动和尖牙的位置关系,避免侧方干扰。如个别后牙缺失,人工牙的咬合调整只需与邻牙协调,和对颌牙形成良好的接触关系即可,而多个后牙缺失时,在保证与对颌牙正中位广泛均匀的接触情况下,还需注意横曲线和纵曲线及运动的协调性。

2.短牙弓修复

很多患者,尤其是年龄较大的患者在不修复缺失后牙时,其咀嚼功能即使不能达到最佳,但也已经足够,此即"功能性牙列"理论:认为有 20 颗或更多颗天然牙,尤其是至少有 3 对有咬合接触的后牙时,也可以获得足够的功能和舒适度。短牙弓(shorted dental arch,SDA)就是对此理论的一种应用,采用短牙弓修复时,往往只将牙列修复到前磨牙区。诚然,许多临床研究结果表明,对于大多数适应证患者而言,短牙弓修复并未引起明显的颞下颌关节症状和牙周症状,但短牙弓理论目前还未得到广泛推广。

短牙弓修复尤其适用于年龄较大,经济能力有限的患者,但修复成功的关键在于选择合适的患者,同时要求患者保留的前牙和前磨牙的长期预后应该是良好的。短牙弓修复的禁忌证是:①严重的Ⅱ类或Ⅲ类切牙关系;②已经存在颞下颌关节功能紊乱;③严重的病理性磨损;④严重的牙周疾病;⑤患者年龄低于40 岁;⑥功能异常。

(四)义齿应符合审美的要求

一般来讲,口腔中每个牙齿与对侧的同名牙,无论形状、大小、颜色、体积、解剖结构及颈缘位置基本都是对称的。因此在修复个别牙缺失时,可以参照对侧同名牙。如果缺牙间隙不对称,可以采用倾斜、扭转、重叠等方式将人工牙做适当的调整,以达到与对侧同名牙和邻牙的对称、协调。

若多数牙缺失,尤其是前牙区缺失,必须根据患者的牙弓、剩余牙列、脸型、肤色、年龄等多种因素来选择人工牙;同时要注意人工牙与人工牙或者人工牙与天然牙之间的比例关系,以及人工牙近远中径、切龈距离和颈缘线的自然、协调。对于人工牙颜色的选择,可以通过比色板来对比邻近的天然牙和对颌牙,或者对比肤色,来达到人工牙颜色与患者自身的协调。

(五)义齿应坚固耐用

可摘局部义齿戴入口内后每天大约要承受百次以上>10 kg 的咀嚼压力,因此修复体必须坚固耐用。在修复体设计与制作中必须考虑各组成部分的坚固性,应保证大连接体、基托、支托等在𬌗力的作用下不变形、不折断;人工牙与树脂基托或树脂基托与金属支架之间不折断、不分离;固位体在反复摘戴中不变形、不折断等。同时,制作义齿的材料应具有良好的耐腐蚀性,在复杂的口腔环境中,不应该产生腐蚀。

二、可摘局部义齿的分类设计

出于不同的分析角度,牙列缺损可有多种分类方法,本节仅以目前应用最广泛的 Kennedy 分类来讨论每一类牙列缺损的可摘局部义齿设计要点。在临床工作中,就每一位牙列缺损患者而言,由于口内余留牙状况、缺牙区软硬组织状况、咬合状况等都会有所不同,因而,即便是相同的缺失部位和缺牙数目,在具体设计时,仍需参照患者的自身条件和口腔内的个别情况进行相应调整,并遵循前面所述的可摘局部义齿设计原则,不可一味应用标准的设计方案。

(一)Kennedy 第一类缺损

1.牙列缺损特点

此类为双侧游离端缺失,并可包含另外的缺牙间隙,即亚类缺失。由于缺牙区黏膜组织与天然牙可让性的不同,所以义齿在受力时会出现软组织压缩,远中基托下沉。

2.义齿设计要点

(1)混合支持式义齿设计:Kennedy 第一类缺损中如前磨牙及磨牙区部分牙齿缺失,缺牙区邻近天然牙牙体及牙周支持组织健康,缺牙区牙槽骨吸收不明显,一般采用混合支持式义齿进行修复。𬌗力由基牙和基托下的支持组织共同承担。

由于缺乏远中端的支持,Kennedy 第一类缺损修复后义齿容易出现翘起、摆动、旋转、下沉等不稳定现象。因而,设计时必须采取有效措施,加强义齿的稳定。如在支点线对侧增设间接固位体、在末端基牙的远中面预备导平面、采取压力印模、增加基托面积、减少人工牙数、降低人工牙牙尖斜度等。同时,应避免义齿的组成部分,如支托、卡环体等与牙体之间,以及基托和骨突之间形成支点。由于缺牙区基托的下沉,牙槽骨会不断吸收,应该嘱患者定期复查,及时在基托组织面加衬。

由于基托向缺牙区位移,直接固位体应设计为 RPI 卡环、RPA 卡环、改良RPA 卡环、改良回力卡环等,使卡环固位臂的卡臂尖位于支点线的游离端或者接近支点线,这样当义齿绕支点线运动时,卡臂向龈方移动,可以减小基牙扭力。

安放近中支托和远中固位臂也是一个有利于基牙健康的设计,因为当义齿受外力作用向脱位时,义齿沿近中支托旋转离开支持组织,卡环固位臂则紧贴基牙和远中倒凹区,抵抗义齿向脱位,而近中支托和小连接体及卡环体又有对抗义齿侧向移位的作用。

(2)黏膜支持式义齿设计:如前磨牙及磨牙全部缺失,或者多数后牙缺失、缺牙区邻近牙齿的牙周支持组织有吸收、无法承担过多力时,应采用黏膜支持式义齿进行修复。此时,𬌗力主要由基托下的支持组织承担,以减少基牙受力,防止基牙牙周组织再次损伤。设计黏膜支持式义齿时,在𬌗力的作用下,基托下软组织被压缩,引起基托下沉,容易造成黏膜压痛,或形成溃疡。而且力持续作用可加速牙槽嵴吸收,同时义齿下沉又可导致接触不良,影响咀嚼效能。因此,为保护牙槽嵴的健康,缓解其吸收速度,必须采取相应的措施:①减少人工牙的数目,当上下颌相对应的末端后牙都缺失,如第二磨牙,此时可以不修复,减少游离鞍基的长度;②降低人工牙的牙尖斜度,减小人工牙的颊舌径,加大食物溢出道;③在不影响口腔组织功能活动的情况下,适当增加基托面积,减少牙槽骨单位面积上所承受的负荷;④嘱患者定期复查,及时在基托组织面加衬。采用黏膜支持式义齿时,一般选择单臂、双臂、杆型卡环,不安放支托,义齿的固位力除来源于固位体外,还要依靠基托的吸附力和黏着力。

3.典型患者设计

典型患者设计见图 6-8。

(二)Kennedy 第二类缺损

1.牙列缺损特点

此类为单侧游离端缺失,除主要的缺失间隙外,可包含亚类缺失。牙列缺损的特点与 Kennedy 第一类缺损基本相同。

2.义齿设计要点

(1)混合支持式义齿设计:Kennedy 第二类牙列缺损一般采用混合支持式义齿设计,义齿的固位力主要靠固位体获得,𬌗力则由基牙和基托下的支持组织共同承担。义齿修复时会产生与 Kennedy 第一类缺损相同的不稳定情况,如翘起、摆动、旋转、下沉等,因此,需要采用类似的措施以增加义齿的稳定性。通常只有当第二磨牙缺失时才考虑单侧设计,否则一般为双侧设计,直接固位体安放在牙弓的两侧,并在近缺失区基牙上设计 RPI 卡环、RPA 卡环、改良 RPA 卡环、改良回力卡环等,以减小基牙扭力。如果在此类牙列缺损的对侧后牙区还存在亚类缺失,可在亚类缺失的两侧放置直接固位体,使固位体的连线形成平面形。

但须注意,由于卡环固位臂的卡臂尖位于支点线的非游离端,此时亚类缺失的近中基牙在义齿游离端基托下沉时将受到卡环的向扭力,有可能造成基牙牙周组织的损伤。因此,可将近中基牙的卡环设计为锻丝卡环或者杆型卡环,因为锻丝卡环臂与基牙是线接触而不是面接触,能提供更大的弹性,从而更好地缓解功能应力,而杆型卡环臂的横截面为半圆形,且扭转位于不同的平面内,对基牙的应力较小;或者仅在近中基牙上设置支托,不放卡环。

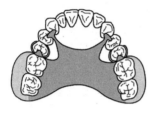

A.上颌 Kennedy 第一类缺损的设计之一

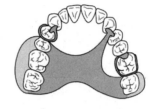

B.上颌 Kennedy 第一类缺损的设计之二

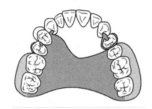

C.上颌 Kennedy 第一类缺损的设计之三

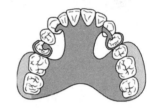

D.上颌 Kennedy 第一类缺损的设计之四

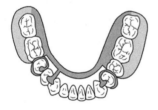

E.下颌 Kennedy 第一类缺损的设计之一

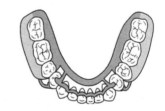

F.下颌 Kennedy 第一类缺损的设计之二

图 6-8　Kennedy 第一类缺损的设计

(2)黏膜支持式义齿设计:当单侧缺牙数较多,对侧也存在缺牙区,牙列中能为义齿提供支持的天然牙较少;或者牙列中余留牙的牙周支持组织欠佳时,应设计为黏膜支持式义齿。此时,𬌗力主要由基托下的支持组织承担。采用黏膜支持式义齿时,基托下支持组织的受力特点与 Kennedy 第一类牙列缺损基本相同,因此,对口腔软硬组织健康的保护措施也基本相同。义齿一般选择单臂、双臂和杆型卡环,不安放支托,义齿的固位力除来源于固位体外,还包括基托与被覆盖组织之间的吸附力,以及义齿部件与余留牙之间的摩擦力。

3.典型患者设计

典型患者设计见图 6-9。

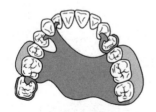

A.上颌 Kennedy 第二类缺损的设计之一

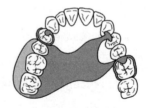

B.上颌 Kennedy 第二类缺损的设计之二

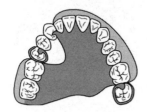

C.上颌 Kennedy 第二类缺损的设计之三

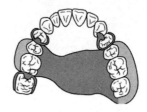

D.上颌 Kennedy 第二类缺损的设计之四

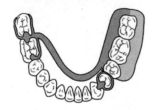

E.下颌 Kennedy 第二类缺损的设计之一

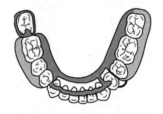

F.下颌 Kennedy 第二类缺损的设计之二

图 6-9　Kennedy 第二类缺损的设计

(三)Kennedy 第三类缺损

1.牙列缺损特点

此类为牙弓单侧的非游离缺失,即缺牙区近远中都有天然牙,除主要的缺失间隙外,可包含亚类缺失。Kennedy 第三类缺损如两端都能提供天然牙支持,则基托不会下沉,义齿的固位、稳定和支持作用都较好。

2.义齿设计要点

(1)牙支持式义齿设计:缺牙区邻近天然牙牙周支持组织健康、能为义齿提供支持时,Kennedy 第三类牙列缺损一般设计为牙支持式义齿。当缺牙数较少,殆力主要由缺牙区两侧基牙承担,其原理与固定义齿相似。此时义齿虽然一般不会出现下沉,但可能出现摆动、旋转等不稳定现象,这主要是由于义齿的支持形式为线支持所致。因而,当缺失牙较少时,应加宽、加长支托,并将义齿调至侧方运动无早接触,使义齿达到稳定。当缺失牙较多或者对侧也有缺牙时,则应在牙弓两侧均设计直接或间接固位体,然后采用大连接体将两侧连成整体,使义齿的支持形式由线支持转为面支持,从而获得良好的稳定。此类牙列缺损因缺牙区两侧天然牙都能为修复体提供固位,因此固位效果优于 Kennedy 第一、二类牙列缺损,义齿基托的附着力和黏着力一般只是起辅助固位作用。

(2)混合支持式义齿设计:当缺失牙较多、缺牙区跨度大,但牙周支持组织健康时,或缺牙区一侧天然牙不健康或不宜放置支托时,可以设计成混合支持式义齿,只在基牙的另一侧和/或对侧放置支托,𬌗力由基牙和基托及大连接体覆盖的支持组织共同承担。此时,义齿的支持形式与 Kennedy 第一、二类牙列缺损采用混合支持时相同,会出现类似的不稳定现象。因而,设计时必须采取与 Kennedy 第一、二类牙列缺损相同的措施以保证义齿的稳定(参考 Kennedy 第一、二类缺损)。

(3)黏膜支持式义齿设计:如缺牙较多、缺牙区跨度大、余留牙牙周组织吸收、邻近缺牙区的天然牙无法承受额外力;或者因𬌗面磨损/耗,无法获得支托的位置时,则需设计成黏膜支持式义齿,𬌗力主要通过基托和大连接体下的支持组织承担。采用黏膜支持式义齿时,支持组织的受力特点与 Kennedy 第一类牙列缺损基本相同,因此,对口腔软硬组织健康的保护措施也基本相同。

3.典型患者设计

典型患者设计见图 6-10。

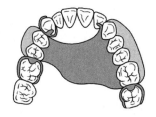

A.上颌 Kennedy 第三类缺损的设计之一

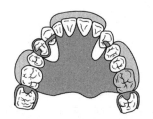

B.上颌 Kennedy 第三类缺损的设计之二

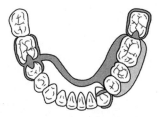

C.下颌 Kennedy 第三类缺损的设计之一

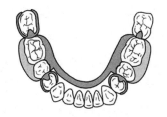

D.下颌 Kennedy 第三类缺损的设计之二

图 6-10　Kennedy 第三类缺损的设计

(四)Kennedy 第四类缺损

1.牙列缺损特点

此类为双侧连续非游离缺失,即天然牙在缺隙的远中,不包含亚类缺失。Kennedy第四类缺损由于涉及前牙区牙齿缺失,对患者的语言、美观和功能都造成直接影响,因此,设计时必须兼顾功能与美观。

2.义齿设计要点

(1)混合支持式义齿设计:当 Kennedy 第四类缺损的邻近天然牙不能提供直接支持作用,或者虽能提供支持作用,但缺牙较多、缺失区较大时,一般采取混合支持式义齿设计,由基牙和基托下组织共同承担力。此时,由于缺牙区覆盖的黏膜组织存在一定的可让性,缺损特点与 Kennedy 第一类牙列缺损类似,但为近中游离缺失,因而,必须考虑加强义齿的稳定,抵御因咀嚼力造成的义齿翘动。如个别前牙缺失,可在前磨牙区放置直接固位体,利用远中延伸的基托起间接固位作用。如多数前牙缺失,除在缺牙区的邻近牙齿安放直接位固体外,还可在远端磨牙区安放间接固位体,并尽量使间接固位体至直接固位体的距离比直接固位体至缺牙区前端的距离远。在设置直接固位体时,仍需参照 Kennedy 第一类牙列缺损的要求,尽量减小对基牙的扭力,但注意此时缺失状况恰与 Kennedy 第一类牙列缺损相反,故应设置远中支托。设计时还必须注意到前牙的美学特点。一般前牙区牙齿缺失,修复体唇侧可不设计基托,使人工牙颈缘与口腔组织紧密贴合,以达到自然仿真效果。仅当前牙缺失数目较多并伴有牙槽嵴缺损时,才在唇侧放置基托,以弥补组织缺损并恢复面部应有的丰满度。此外,义齿的固位体应尽可能放置在后牙区,原则上尽可能少暴露金属。单个前牙缺失,不愿显露卡环者,也可设计为无卡环义齿或舌侧卡环义齿。上颌前牙缺失时,修复体的设计还与前牙区的覆𬌗、覆盖关系密切。如为正常覆𬌗、覆盖关系,可按患者要求选择基托类型;但当前牙为深覆𬌗、深覆盖时,则应视其程度区别对待。

(2)牙支持式义齿设计:如缺牙较少,缺牙区两侧邻牙牙周支持组织健康并可提供支持时,也可在两侧邻牙舌侧边缘嵴或舌隆突处放置支托,在两侧后牙区设计间隙卡环或联合卡环;或者当下颌个别前牙缺失,两侧余留牙牙周组织健康时,仅在两侧邻牙设置舌面板,并与后牙区间隙卡环相连,是为牙支持式义齿设计。此时义齿的固位、稳定、支持作用都较好。

(3)黏膜支持式义齿设计:偶尔当前牙缺失较多、余留牙牙周支持组织较弱时,也可考虑黏膜支持式义齿设计。此时除在两侧邻牙放置直接固位体外,还需在两侧最远端基牙放置卡环,不设计支托,尽量扩大基托面积,减小支持组织承受的力。

3.典型患者设计

典型患者设计见图 6-11。

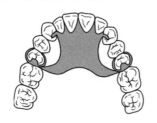 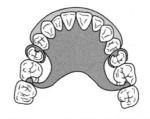

A.上颌 Kennedy 第四类缺损的设计之一　　　　　B.上颌 Kennedy 第四类缺损的设计之二

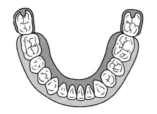 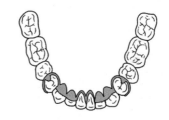

C.下颌 Kennedy 第四类缺损的设计之一　　　　　D.下颌 Kennedy 第四类缺损的设计之二

图 6-11　Kennedy 第四类缺损的设计

第四节　过渡性及治疗性可摘局部义齿的修复

过渡性和治疗性可摘局部义齿是可摘局部义齿中较为特殊的一部分,通常在具有修复牙列缺损这个最主要的作用之外,还兼有其他重要的作用和功能。过渡性可摘局部义齿主要是为了短期的美观和功能需要,让患者暂时性使用的可摘局部义齿,长期的戴用反而可能会损害患者的口腔健康状况。治疗性可摘局部义齿是为了解决除牙列缺损以外的其他口腔疾病问题而设计的可摘局部义齿,具有多样化的功能和用途。

一、过渡性可摘局部义齿

在最终完成局部缺牙患者的治疗处理期间,可摘局部义齿常被作为临时治疗方案来维持患者的外观和稳定,这种可摘局部义齿本质上是临时性的,所以被称为过渡性可摘局部义齿,也称为暂时性可摘局部义齿。当余留牙将全部丧失而无可避免使用全口义齿时,过渡性可摘局部义齿也用于辅助患者逐步过渡到无牙颌的状态。然而医师需要让患者了解使用过渡性可摘局部义齿只是暂时性的,如果长期戴用而没有辅助护理时,会损害与其相邻的牙齿和支持组织。

(一)过渡性可摘局部义齿的作用

1.恢复美观

过渡性可摘局部义齿可以修复缺失的前牙或后牙,以保持美观。

2.间隙保持

近期内拔牙或外伤性缺牙所导致的缺隙,通常在组织愈合期间应该予以保持。对于年轻患者,应该保持间隙至邻牙发育完成,以便作为固定修复的基牙或者可以植入种植体。对于成年患者,保持间隙可以防止邻牙和对颌牙在正式修复完成前发生移位和伸长。

3.重建咬合关系

可以使用过渡性可摘局部义齿建立新的咬合关系或咬合垂直距离。对于需要咬合重建的患者,可以将过渡性可摘局部义齿黏固于天然牙上或者戴用垫,直到患者适应并依赖其所建立的咬合关系为止。

4.调整基牙与剩余牙槽嵴

一些可摘局部义齿的基牙在最终修复前有一段时间没有咬合接触,突然承受义齿所施加的力后会发生一定程度的下沉。如果正式的修复体初戴后基牙下沉,将会改变修复体的咬合关系,并可能导致修复体压迫牙龈。如果事先戴用过渡性可摘局部义齿,力通过支托作用于基牙,基牙在制取正式修复体的印模之前已经下沉,于是在义齿力的作用下可以变得比较稳定。对于游离端缺失牙的患者,在正式修复以前可以戴用一段时间的过渡性可摘局部义齿,通过基托来刺激牙槽嵴,这种支持组织的功能性调整有助于最终的游离端可摘局部义齿获得更加稳定的支持作用,并且能够增加患者的适应性和满意度。

(二)过渡性可摘局部义齿的设计要点

最终的可摘局部义齿设计原则也同样适用于过渡性可摘局部义齿。但是,考虑到过渡性可摘局部义齿只是临时使用的特点,通常使用树脂基托来制作义齿,以及采用黏膜支持来简化设计。基托的广泛伸展是一个重要的设计要点,既可以减轻黏膜的负荷,又可以保证相对较弱的树脂基托有足够的强度。固位力的获得来自基托的伸展区与组织面的吸附力,以及人工牙和基牙之间的紧密接触。对于复杂的患者,患者自身的面部肌肉的控制也是获得固位力的重要因素。

这种简单的黏膜支持的树脂基托可摘局部义齿对牙周组织和牙槽嵴有潜在的严重危害,因此不能长期使用。但是这种危害的趋势可以通过 3 个方面来减少。

1.基托的边缘距离牙龈至少 3 mm

这对于上颌义齿较容易达到,但对于下颌义齿比较困难,因为树脂基托的强度和刚度有限,树脂基托连接体要求设计为板状。虽然可以通过使用铸造的舌杆来获得龈缘间隙,但是它们的适合性和舒适性不佳,而且进一步添加前牙也不容易。

2.通过包埋在树脂基托里的锻造或铸造的支托来提供牙支持

这适用于龈缘被覆盖或者由于治疗计划需要较长时期使用过渡性可摘局部义齿的患者。

3.使用锻造或铸造的固位体来获得额外的固位力

锻造固位体制作容易但常缺乏精密度。铸造卡环与支托结合可以提供牙支持和更好的密合性,但制作较复杂。

(三)过渡性可摘局部义齿的类型

1.即刻可摘局部义齿

当前牙拔除后,在骨吸收稳定之前的这段时间内(通常为 3 个月左右),患者需要一个过渡性的义齿来维持美观和保持间隙。这常常在拔牙前就完成义齿的制作,拔牙止血后立即戴用,因此称为即刻可摘局部义齿。这种义齿通常在牙槽嵴形状稳定后被最终的可摘局部义齿所替代,因为不可能在口内试戴,所以在制作时不能使用铸造的金属支架。

2.延期的修复治疗

在患者进行牙周治疗期间,特别是兼有外科治疗时,由于余留牙的牙周支持组织的状态不稳定,可以用过渡性可摘局部义齿进行修复,以解决最终修复前的美观和功能问题。

3.儿童或年轻患者在生长发育完全前的修复

对于儿童或年轻的局部缺牙患者,在生长发育期间不适宜使用固定义齿或种植义齿等永久修复体,这就需要一系列的过渡性可摘局部义齿来简单而有效地改善美观和功能。这些患者的永久修复常常被推迟到恒牙萌出和必要的正畸治疗完成以后才能进行。在进一步发育和牙萌出期间,仅仅采用简单的黏膜支持和覆盖可摘局部义齿来恢复缺失牙和颌面高度,并且树脂基托方便调改和替换,从而可以避免不必要的组织损伤。这样的义齿还能作为正畸治疗完成后的间隙保持器。

4.向无牙颌过渡的训练可摘局部义齿

当牙列缺失不可避免时,患者从单个牙逐渐拔除,过渡到无牙颌,这个过程通常需要使用过渡性可摘局部义齿。这种简单的树脂基托制成的黏膜支持式义齿是专门为从过渡性义齿转化为全口义齿而设计的。这样在全部牙齿缺失前,让患者有学习使用义齿的机会,训练患者早日适应全口义齿。这种义齿戴用的时间较长,在此期间可以进行修改,必要时可以加补缺失牙和重衬。

二、治疗性可摘局部义齿

可摘局部义齿由于结构相对简单,容易制作,取戴方便,所以除了常规修复缺失牙列外,还经常用于牙周病的修复治疗、颞下颌关节紊乱病的治疗、牙间食物嵌塞的治疗及部分颌面缺损的修复等,这些义齿常称为治疗性可摘局部义齿。

(一)牙周病

牙周病的临床特点是牙周组织的慢性进行性破坏,早期自觉症状不明显,容易被人们所忽视,因此患者就诊时已不是牙周病的早期,而以中、晚期牙周病更为多见,甚至已失去保存牙齿的机会。治疗牙周病,必须在控制感染的前提下,消除局部的刺激因素,使用一定的辅助方法,进行必要的手术治疗,尽可能地保存牙齿,不要轻易拔牙。对于松动牙的固定,是牙周综合治疗中重要的一环。

牙周夹板是一种治疗和固定松动牙的矫治器,它将多个松动牙连接在一起,或将松动牙固定在另外牢固的健康牙上,使之成为一个新的咀嚼单位。使用牙周夹板进行良好的松牙固定,可以分散力,减少松动牙的牙周组织负荷,消除创伤因素,恢复咀嚼功能,改善全身健康,促进牙周组织愈合及创造改建条件,并对其他治疗起巩固疗效的作用。早期牙周病牙齿无明显的松动,经全身或局部炎症控制、牙周洁治和消除创伤等,不一定需要做夹板固定。但是牙齿松动不同时进行固定则疗效不佳,仅作松动牙固定而未经综合治疗亦达不到预期效果。据文献报道,牙周病经夹板固定治疗(配合其他综合治疗)的临床疗效可达70%~90%,说明夹板固定是牙周病修复治疗的专业方法,也是必要的措施。牙周夹板可分为固定式夹板和可摘式夹板,也分为暂时夹板和恒久夹板。这里我们要讲述的是可摘式恒久夹板。此类夹板易于患者保持口腔卫生,并且便于进行其他牙周治疗。它除了具有可摘局部义齿的常规各种组成部件外,还设计有一些松动牙固定装置。

1.固定卡环

它不同于常规卡环,其任何部分均不应进入倒凹区,卡环臂位于导线之上,卡环的颊舌两臂相互对抗起到固定松动牙的作用。

2.双翼钩

双翼钩位于相邻两个前牙之间的切外展隙处,一个双翼钩固定两个松动的前牙,常为金属铸造,对美观有一定影响。

3.颊钩

颊钩位于相邻两个后牙之间的颊外展隙处。

4.补垫

补垫用于需要升高垂直距离,恢复咬合关系,同时固定松动牙。因牙列的面为垫所覆盖,故可达到分散力,消除创伤的目的。可摘式恒久夹板基托的伸展范围与普通的可摘局部义齿基本相同,但是要求基托与牙齿接触的部分一定要位于牙的外形高点处,并十分密合。在龈乳突处的基托,则要有足够的缓冲。这样既能使夹板获得固定松动牙的较好效果,又可以避免刺激牙龈组织。

(二)颞下颌关节紊乱病

与颞下颌关节及咀嚼肌存在密切的关系,紊乱、干扰是颞下颌关节重要的致病因素。关系不稳定的患者对外力的适应性和抵抗力较低,创伤因素也易于诱发颞下颌关节的病理变化进程。根据颞下颌关节的因素病因理论,在许多情况下用可摘局部义齿修复牙列缺损,在咀嚼时合理的分布力负荷,常常可以改善颞下颌关节紊乱病的症状。采用可摘局部义齿对颞下颌关节紊乱病的治疗是夹板治疗的延续。可摘局部义齿能够更好地顾及美观和发挥生理功能的需要,故其采用的治疗颌位与患者原有的正中位非常相似。如果这种颌位的效果不佳,还可以再做一副夹板,与义齿交替使用。在牙列缺损时,可先制作人工牙-夹板胶联一体的修复体,经过一定的调整到达理想的颌位后,再给患者使用铸造的修复体。

如果患者前牙深覆,纵曲线过大,平面倾斜时,都可以利用可摘局部义齿的夹板部分重建平面,改善咀嚼效果。对于牙列远中游离缺损的比例,如果颞下颌关节出现髁突后移、关节后间隙变窄等问题时,用可摘局部义齿及时修复可以避免髁突撞击颞骨鼓板导致的疼痛出现。

(三)牙间食物嵌塞

牙间食物嵌塞是临床上经常遇到的问题,有时也较难处理。食物嵌塞后往往可以使牙周组织产生迅速的破坏。适当的调𬌗、选择性拔牙、及时地充填和修复治疗都是解决牙间食物嵌塞的途径。以下讨论的是可摘防嵌器,可摘防嵌器有三种类型。

1.带附件的可摘防嵌器

带附件的可摘防嵌器对于牙齿稳定,无严重磨耗的部分型和广泛型后牙间垂直向食物嵌塞,用可摘局部义齿修复缺失牙的同时,特意在其上设置防止食物嵌塞的附件(即铸造联合支托),对消除食物嵌塞具有良好的效果。如为混合型食物嵌塞,联合支托的颊侧还可以设计翼板。联合支托的应用还可以分散力及增强义齿的固位力和支持力。可以单侧或双侧设计,双侧设计用杆连接。

2.补垫式可摘防嵌器

补垫式可摘防嵌器对于咬合重建具有重要意义。主要用于严重磨耗,垂直距离明显降低的部分型和广泛型后牙间垂直向食物嵌塞患者。垫的厚度必须根据息止间隙的大小决定,并以此决定使用的材料为树脂还是金属,或者结合使用。

3.夹板式可摘防嵌器

夹板式可摘防嵌器对于后牙部分型和广泛型混合式食物嵌塞,在颊、舌侧使用树脂,不锈钢丝通过尖牙和第一前磨牙间、最后磨牙远中及嵌塞牙间的联合支托的连接体与树脂基托相连的夹板式可摘防嵌器。可以用整体铸造法制作,效果更佳。有时也起到牙周夹板的作用。

第五节　咬合关系异常时的可摘局部义齿的修复

一、深覆𬌗、深覆盖

深覆𬌗、深覆盖是一种常见的错𬌗畸形。上前牙缺失兼深覆𬌗,尤其是Ⅲ度深覆𬌗患者,由于下前牙切缘与上颌硬腭之间间隙很小,甚或没有,因此给修复设计带来困难。而且,随着缺牙时间的延长,深覆𬌗还会进一步加重。使用可摘局部义齿修复时,最大的难度在于为基托获得足够的修复间隙。对于此类患者,最佳的治疗方案是先行正畸治疗,再行义齿修复。但有些患者经济不允许或不愿做正畸治疗时,可根据患者的具体情况进行一些改良设计。

(一)腭侧金属基托式义齿

调磨下前牙切缘后,若能获得 0.5 mm 以上的咬合间隙,可按常规设计成腭侧铸造基板式义齿。

(二)平导式义齿

患者不愿调磨牙齿或调磨下前牙切缘后仍不能获得基托修复间隙者,可结合矫治的方法进行修复。具体方法:在两侧第一或第二前磨牙上放置间隙卡环,左右尖牙之间的舌侧基托加平导,基托伸至第二前磨牙的远中。若缺牙多,可伸展到第一磨牙的远中。要求在正中时下前牙与平面导板有均匀接触,后牙应有约 2 mm 的咬合间隙。

戴用方法:除刷牙和饭后漱口外,其他时间均应戴用。并嘱其经常咬紧导板,每隔两周复诊一次,如发现后牙有接触可重新加厚平导,直至获得足够的修复空间,时间需 3~6 个月。戴平导式义齿可压缩缺牙区牙槽嵴、压低下前牙和升高后牙。矫治完成后可修改原义齿后继续戴,但最好重新制作。对于深覆𬌗兼深覆盖的患者,上前牙缺失往往伴有余留前牙的唇倾,缺牙间隙变大,而且余牙间也存有小间隙。此时,可在制作的平导式义齿上加双曲唇弓及切端钩,内收唇倾的上前牙,减小覆盖,关闭间隙,同时也使缺牙区间隙恢复正常。当然,在矫治过程中需逐渐缓冲内收前牙的舌侧基托,直至其恢复到正常位置。对有明显下颌后退的患者,在深覆𬌗矫治后,可改平导为斜导,以引导下颌向前。应注意在制作平导时不宜过厚,否则会导致缺隙相邻牙的唇向移位。

(三)唇侧基托式义齿

唇侧基托式义齿适用于少数上前牙缺失,下前牙切缘咬至硬腭黏膜,唇侧牙槽嵴吸收较多或下前牙有磨耗,且尖牙和第一前磨牙或第一、二前磨牙间可取得卡环间隙者。具体方法:基托放在前牙唇侧,颈缘覆盖牙体 1 mm 左右,卡环通过两侧尖牙和第一前磨牙或第一、二前磨牙牙间隙放于第一前磨牙或第二前磨牙的舌侧。优点:因基托放于唇侧,不受下前牙影响,避免了基托的折裂;无需磨短下前牙,可避免牙本质过敏及牙髓的损伤;腭侧无基托,患者戴后感觉舒适;结构简单,制作简便,价格低廉。

二、低位咬合

低位咬合在修复临床上比较常见,目前尚无一确切定义,一般指因牙列重度磨耗、磨损等原因而导致牙冠长度和咬合垂直距离(OVD)比原来减少,息止间隙超过正常范围者。低位咬合可引起牙本质敏感、口腔功能障碍(咀嚼、美容、发音等)、肌疲劳感、颞下颌关节紊乱病(TMJDS)等一系列问题,从而给修复设计带来困难。对于牙列缺损伴有低位咬合的患者,在进行可摘局部义齿修复前,必须考虑是接受并维持现有的关系,还是计划通过调或重建的方法来改善现有的关系。当修复治疗只考虑修复缺失牙时,修复体只能补偿缺失的牙齿,维持余留牙已经存在的关系和咀嚼效能。但当面严重磨耗或有干扰等情况时,应该考虑通过调或重建来改善咬合关系,可通过诊断模型对咬合关系和咬合运动状况进行分析,明确改善咬合关系的治疗方案。

调𬌗或重建都必须遵循原则,即牙列缺损修复后的关系与患者的生理咬合状态、咀嚼肌的收缩力和颞下颌关节的运动轨道相协调。因此,在确定治疗计划时必须首先确定是否保持或改善现有的咬合垂直距离、正中𬌗和非正中𬌗接触关系。如果需要通过调整来改善咬合关系,则必须在口内选择性调磨前进行咬合分析,在诊断模型上进行模拟调改,才能做口内的调𬌗。调𬌗是不可逆的,因此调𬌗前必须慎重。对于需要进行重建的患者,同样需要诊断模型和诊断蜡型作出详细的重建治疗方案并确定每个治疗步骤。对需重建的患者,系统化和标准化的诊断与设计流程是保障咬合重建修复成功的关键。与咬合重建相关的疾病具有临床表现多样、病因混杂及修复设计影响因素多等特点,这些特点可能造成诊断不准确、不全面和修复设计缺陷,进而影响咬合重建的治疗效果。目前,口腔修复领域缺少公认的、系统的与咬合重建相关疾病的诊断流程,在临床工作中也缺少相应的修复设计流程,很难全面、准确地考虑影响咬合重建的各种因素。以下是国内一些学者通过临床实践总结出来的与咬合重建相关的疾病的临床诊断流程和修复设计流程。

(一)临床诊断流程

(1)进行与咬合检查,包括静态的与动态的咬合两方面内容。可通过诊断模型对咬合关系和咬合运动状况进行分析。

(2)进行咬合垂直距离与水平颌位关系检查。

(3)结合病史、临床检查与下颌运动轨迹描记等分析评价颞下颌关节的健康状况。

(4)进行包括咀嚼效能、力与发音情况的口颌系统的功能检查。

(5)进行口腔颌面部美学评价。关注与牙齿及咬合相关的面下 1/3 的美学问题。

(6)进行口腔颌面部的一般修复检查。

(7)进行原有义齿的检查。评价戴用原有义齿时患者与咬合、颌位关系、功能与美学状况,以及义齿的固位与稳定、舒适度及对发音的影响等。原有义齿可为新的修复提供有意义的参考,部分地简化临床诊疗工作。

(二)系统化修复设计流程

(1)确定是否进行与咬合调整。

(2)确定是否进行水平颌位关系及咬合垂直距离调整：由于患者的异常颌位是长时间逐步形成的，在没有颞下颌关节功能异常的情况下，是否强行纠正下颌前伸与偏斜、加高咬合垂直距离，应慎重考虑。一般来说，若无需要，对老年患者的𬌗与颌位关系尽量不变动。对有 TMJDS 者应适当恢复 OVD；对虽无TMJDS临床表现，但因咬合面磨耗等原因使 OVD 过低致咀嚼不利、发音障碍、咬合创伤、牙本质过敏、深覆𬌗咬牙龈及咬腮咬舌者，也需通过适当恢复 OVD 而达到满意的疗效；另外，若现有的 OVD 严重影响修复效果或根本无法修复，也需升高咬合。对需升高咬合者，其咬合升高多少应根据口颌系统功能障碍的程度、机体的适应性、临床冠根比、髁突的位置等来综合考虑。咬合稳定和舒适是髁突稳定和生理性肌平衡的指标，故咬合升高量应以患者感觉舒适为准。一般来说，咬合升高后的下颌位置以不超过息止颌位为好。

(3)确定修复部位与范围：对于牙列完整或单牙列缺损或异常的患者，当OVD 需要加高较多、上下牙列不协调及曲线异常需要大幅度调整时，应考虑是否需行双颌修复重建咬合；对于部分牙列出现缺损和异常咬合的患者，应结合患者的修复要求、病因、临床表现、余留基牙的健康状况，以及预期的修复后功能、美学效果及不同修复类型的特点，选择进行部分牙列修复还是全牙列修复重建咬合。

(4)选择修复体的种类：不同的咬合异常患者及咬合重建治疗的不同阶段应选用不同种类的修复体，必要时应将多种修复手段相结合进行修复设计。在各种不同种类的修复中，可摘义齿过渡性修复与治疗性垫的应用是咬合重建修复的关键步骤，对于建立稳定的及功能性咬合，纠正曲线与颌位关系异常，纠正下颌运动异常与美学缺陷，促进颞下颌关节改建和口颌系统的功能调整具有重大意义。

(5)进行义齿的设计可摘式咬合重建的修复形式有垫式可摘义齿、覆盖义齿、套筒冠义齿等。在遵循咬合重建的原则下，RPD 的修复与常规的义齿修复方法基本相同，垫 RPD 修复有其特殊性。使用垫升高咬合是在使用咬合板进行位调整以后，颞下颌关节紊乱的症状基本消除，恢复的垂直距离和下颌位置调整正确，患者已经适应了新的颌位后进行的。垫修复通常是单颌修复，一般设计固定在曲线曲度较大或伴有牙缺失的上颌或下颌上。若需要升高的间隙较大，则需要考虑在上下颌同时制作。所使用的材料有金属和树脂。

必须重视咬合重建的每一个环节和步骤,循序渐进,其中包括医患交流和沟通、完善的根管治疗和基牙预备、暂时性修复体的试验治疗等,对修复体形式也要做科学的选择和周密的设计,以求最符合患者的情况,另外选材和技工的精心制作也是保证修复成功的关键性步骤。

参 考 文 献

[1] 王培军,吕智勇.口腔疾病诊疗与康复[M].北京:科学出版社,2021.

[2] 杜礼安,宋双荣.口腔正畸学[M].武汉:华中科学技术大学出版社,2021.

[3] 房兵.临床整合口腔正畸学[M].上海:同济大学出版社,2020.

[4] 王玮.现代实用口腔医学[M].昆明:云南科技出版社,2020.

[5] 葛强.儿童口腔新思维 场景化运营[M].沈阳:辽宁科学技术出版社,2020.

[6] 邹慧儒.口腔内科学[M].北京:北京科学技术出版社,2020.

[7] 张锡忠.口腔正畸学[M].北京:北京科学技术出版社,2020.

[8] 冯昭飞.口腔预防医学[M].北京:北京科学技术出版社,2020.

[9] 周永胜.口腔修复学 第3版[M].北京:北京大学医学出版社,2020.

[10] 张文.口腔常见病诊疗[M].北京:科学出版社,2020.

[11] 樊洪.口腔修复学[M].北京:北京科学技术出版社,2020.

[12] 宫苹主.口腔种植学[M].北京:人民卫生出版社,2020.

[13] 徐翠蓉.现代口腔技术与治疗[M].天津:天津科学技术出版社,2020.

[14] DeborahA.Termeie.口腔种植学[M].西安:世界图书出版西安有限公司,2020.

[15] 刘琦.实用口腔临床诊疗精要[M].北京:科学技术文献出版社,2020.

[16] 李长太.口腔医学基础与进展[M].长春:吉林科学技术出版社,2020.

[17] 王辉.实用儿童口腔医学[M].天津:天津科学技术出版社,2020.

[18] 秦满,夏斌.儿童口腔医学 第3版[M].北京:北京大学医学出版社,2020.

[19] 赵志河.口腔正畸学[M].北京:人民卫生出版社,2020.

[20] 陈泽涛.口腔基础研究导论[M].北京:人民卫生出版社,2020.

［21］王春风,梅君.口腔预防医学[M].武汉:华中科学技术大学出版社,2020.

［22］刘连英,杜凤芝.口腔内科学[M].武汉:华中科学技术大学出版社,2020.

［23］刘同军.临床实用口腔科学[M].昆明:云南科技出版社,2020.

［24］秦洪均.现代口腔疾病技术[M].昆明:云南科技出版社,2020.

［25］石静.口腔疾病的诊断与治疗[M].昆明:云南科技出版社,2020.

［26］高凤云.临床口腔治疗学[M].长春:吉林科学技术出版社,2020.

［27］刘浩.口腔颌面外科学[M].北京:北京科学技术出版社,2020.

［28］蒋菁.口腔固定修复工艺技术[M].北京:北京科学技术出版社,2020.

［29］杜芹,肖力.儿童口腔疾病诊疗精粹[M].西安:西安交通大学出版社,2020.

［30］张特.实用口腔疾病诊断学[M].天津:天津科学技术出版社,2020.

［31］刘苗.口腔疾病临床诊疗与修复[M].长沙:湖南科学技术出版社,2020.

［32］李梅.现代口腔病诊疗进展[M].哈尔滨:黑龙江科学技术出版社,2020.

［33］武媛.新编口腔医学诊疗精要[M].南昌:江西科学技术出版社,2020.

［34］季彤.口腔颌面显微外科[M].北京/西安:世界图书出版公司,2020.

［35］邢在臣.口腔疾病防治与保健指导[M].长春:吉林科学技术出版社,2020.

［36］陈吉华,张凌,牛丽娜,等.纤维根管桩临床黏接技术操作规范[J].中华口腔医学杂志,2020,55(7):461-465.

［37］卢桂芳.盐酸米诺环素软膏联合甲硝唑药膜治疗牙周病的临床研究[J].中国实用医药,2020,15(13):109-110.

［38］罗茫,刘一平,李元聪,等.4 435 例口腔黏膜病临床及中医辨治分析[J].中国医药科学,2020,10(4):3-6.

［39］雒可夫,关丽娜,方以群.高压氧联合牙周基础治疗对牙周炎疗效的 Meta 分析[J].临床口腔医学杂志,2020,36(11):691-695.

［40］夏昕雨,何虹.口腔黏膜白斑病诊断与治疗研究新进展[J].临床医学进展,2020,10(1):61-69.